EL FUNCIONAMIENTO DE LA CORTEZA CEREBRAL: Las funciones cognitivas y las áreas de asociación cortical.

DR. RAFAEL J. SALIN-PASCUAL

Profesor de Tiempo Completo Definitivo "B"
Facultad de Medicina – Universidad Nacional Autónoma de México
Investigador Nacional Nivel III
Sistema Nacional de Investigadores (México)
Académico Numerario
Academia Nacional de Medicina (México)

CREATESPACE 2015

EL FUNCIONAMIENTO DE LA CORTEZA
CEREBRAL: Las funciones cognitivas y las áreas de
asociaciónn cortical
By Rafael J. Salin-Pascual - 2015

ISBN-13:978-1516800766

ISBN-10: 1516800761
Your book has been assigned a CreateSpace ISBN

EL FUNCIONAMIENTO DE LA CORTEZA CEREBRAL: Las funciones cognitivas y las áreas de asociación cortical.

DR. RAFAEL J. SALIN-PASCUAL

Profesor de Tiempo Completo Definitivo "B"
Facultad de Medicina – Universidad Nacional Autónoma de México
Investigador Nacional Nivel III
Sistema Nacional de Investigadores (México)
Académico Numerario
Academia Nacional de Medicina (México)

CREATESPACE -2015

Tabla de contenido

INTRODUCCIÓN 10

**LA COGNICIÓN Y EL PROBLEMA-MENTE
CUERPO** 12
Dualismo y monismo en las neurociencias.......12
SENSACIÓN Y PERCEPCIÓN 13

EL PROBLEMA MENTE-CEREBRO....................21

¿QUÉ ES LA CONCIENCIA? 33

**LA AUTOPERCEPCIÓN COMO UNA PARTE DE
LA CONCIENCIA Y SUS REPERCUSIONES EN LA
NEUROPSIQUIATRÍA** 42

EL CONOCIMIENTO EN FILOSOFÍA.................49

¿NOS REPRESENTA EL CEREBRO?..................78

TEORÍA DEL CONOCIMIENTO 84

ALTERACIONES DE LA AUTO COGNICIÓN.....96
Anormalidades genéticas 96

**II. NEUROBIOLOGIA DE LOS PROCESOS
COGNITIVOS.** 103
Áreas de la corteza cerebral..............................108

REGIONES DE LA CORTEZA Y FUNCIONES .110
Estructuras subcorticales...................................115

EL MODELO COGNITIVO 130
Aspectos básicos de la cognición 131
Despertar o Vigilia 131
Atención 133

Lenguaje 134
Memoria 135

EL MOVIMIENTO Y LA ACCIÓN 137
Cortezas primarias y de asociación 144
LA CORTEZA ORBITOFRONTAL LATERAL.
.... 149
CIRCUITOS DEL CÍNGULO ANTERIOR Y
MESIALES (ver figura 9) 151
ÁREAS MOTORAS SUPLEMENTARIAS Y
PREMOTORA. 153

ACCIÓN Y COGNICIÓN 154

LENGUAJE Y AFASIAS 155

TIPOS DE AFASIA Y LOCALIZACIÓN 158

LATERALIDAD HEMISFÉRICA 160

APRENDIZAJE Y MEMORIA 161
Formas de aprendizaje 164
Bases moleculares del aprendizaje y la
memoria. 166
La sinapsis clave para aprendizaje y
memoria. 167
Mecanismos de aprendizaje en neuronas
asiladas. 168
La plasticidad cerebral 170

TRABAJOS BÁSICOS EN NEUROLOGÍA 172

DE LA CONCIENCIA. 172

ASPECTOS NEURODINÁMICOS DE 176

LA CONCIENCIA 176

EMOCIONES Y SENTIMIENTOS........................184

NUEVOS PARADIGMAS DE LA SINAPSIS AL CONECTOMA.....................................197

EL LENGUAJE Y LA TEORÍA DE LA MENTE. 201

EL SOCIOPATA COMO UN TRASTORNO DE LA TEORÍA DE LA MENTE. 209
   Neurología del lenguaje. 212
   ¿Cómo se relacionan los hemisferios cerebrales y el lenguaje?...................................216
   Las dificultades para el estudio del lenguaje y a través de él la mente. 216

REFERENCIAS....................................220

LA ACTIVIDAD ONÍRICA COMO "EL NUEVO CAMINO REAL" A LA CONCIENCIA. 234

LA ACTIVIDAD ONÍRICA EN EL MARCO GENERAL DE LA TEORÍA EVOLUTIVA 236

LOS SUEÑOS LÚCIDOS....................................254

TÉCNICAS DE INDUCCIÓN DE SUEÑOS LÚCIDOS. 255

ENGAÑAR A LOS ENSAMBLADORES DEL SISTEMA VISUAL. 257

DORMIR SIN EVOCACIÓN DEL SOÑAR. 271

ACTIVIDAD ONÍRICA SIN SUEÑO MOR. 273

AUTOSCOPIA Y ACTIVIDAD ONÍRICA. 281

ENSOÑACIONES Y MEMORIA 288

PSICOPATOLOGÍA Y ENSOÑACIONES 290

CONCLUSIONES..302

Referencias..305

GLOSARIO...319

INTRODUCCIÓN

Wilder Pemfield y su equipo, operaron entre 1928 y 1947 un total de 400 pacientes con epilepsia. Se hacía la estimulación eléctrica de ciertas regiones de la corteza del paciente cuando este se encontraba despierto. Este procedimiento no es doloroso, porque no hay receptores para dolor en el parénquima cerebral. Así, al estimular las regiones cerebrales con el paciente consiente, se podían evocar fenómenos interesantes. Por ejemplo la estimulación de la corteza occipital daba como resultado manifestaciones visuales elementales: el destellos como de estrellas; si la corteza temporal era estimulada, se presentaban ruidos poco diferenciados. El paciente no sabía en qué áreas se les estimulaba, así de esta forma surgió uno de los experimentos más claros de eventos cognitivos y mentales.

En medicina, las neurociencias han iniciado el abordaje de problemas que antes eran terreno exclusivo de filósofos, que aplicando métodos racionalistas y deductivos, llegaban a una serie e conclusiones que tenían poco correlato en la vida diaria. Las neurofilósofos como Daniel C. Dennet, Patricia Cruchland, David Chalmers entre otros, han incursionado ya en esta disciplina de enlace entre la filosofía y las neurociencias.

El termino cognición, se refiere de manea colectiva a una variedad de procesos mentales superiores, tales como el pensamiento, la percepción, la imaginación, el lenguaje, el actuar y el planear. En este capítulo abordaremos primero los aspectos filosóficos que han sido retomado como problemas de las neurociencias, luego pasaremos a los aspectos de las bases neurobiológicas de los procesos cognitivos, para terminar con aspectos integrativos que buscan aún respuestas en las áreas básicas y clínicas.

LA COGNICIÓN Y EL PROBLEMA-MENTE CUERPO

Dualismo y monismo en las neurociencias

Los principales científicos en el campo de las neurociencias en el siglo XX, por ejemplo Sir. John Eccles, Sir Charles Sherrington, lo mismo que filósofos de la ciencia como Karl Popper, tuvieron un enfoque dualista al aproximarse al problema mente-cuerpo. Esto es discriminaban dos entidades: la mente y el cerebro como fenómenos diferentes, con una gama de posibilidades en sus interacciones. En este sentido, continuaron siendo cartesianos. En un libro ya clásico "The Self and its Brain: an argument for interactionism KR Popper, JC Eccles - 1977 - Springer Verlag". Hacen alusión a una zona del cerebro, que corresponde al área premotora (área 6 en la carta de Brodman), como sitio de enlace con un "lector" que pudiera ser la psique o alma. Es notable que ambos autores fueran católicos y que estas creencias dominaron sus razonamientos.

Sin embargo, científicos de finales del siglo XX, los llamados tercera generación de neurocientíficos, repudiaron el dualismo, y adoptan monismos físicos, o emergentes. El cerebro, para estos últimos, tiene una amplia gama de funciones, que se habían atribuido a la mente, como son la cognición, percepción, capacidades volitivas, y otras más. El cerebro tiene la capacidad de experimentar, crear, interpretar, y almacenar información básica, que luego utiliza. Lo que se ha dicho previamente, puede llevarse a extremos, de decir que el cerebro conoce cosas, razona inductivamente, construye hipótesis y estima probabilidades. El cerebro puede decidir en cuestión de milisegundos, y estas decisiones pueden estar en el rango de lo voluntario e involuntario (reflejos). Esta capacidad es atribuible a todos los organismos que tienen actividad motora, en un mundo en donde las relaciones entre ser presa o ser predador son también factores que hacen de la predicción y anticipación, actividades de sobrevivencia.

SENSACIÓN Y PERCEPCIÓN

Una de las habilidades que tenemos los seres humanos como especie es la de percibir. Esta función se divide en dos ramas: sensaciones y percepciones. Las primeras son los elementos que componen la percepción. Podemos sentir comezón, dolor; que un objeto es frío, rugoso, o pesado. También podemos sentir aspectos generales de nuestro funcionamiento: contento, aburrido, interesado. Las sensaciones pueden tenerse y sentirse. Las sensaciones tienen una localización corporal. Las sensaciones se ubican y se sienten en un área del cuerpo, pero no son generadas en el órgano que las percibe. El cerebro percibe, con lo cual quiero subrayar que la función de percibir implica contextualizar lo que se está sintiendo y darle una lectura en el marco de la experiencia previa.

Las sensaciones pueden tener grados de intensidad, pero no cualidades, que estas son producto nuevamente de la experiencia previa. Podemos estimar la intensidad de un sonido, pero afinarlo en sus aspectos de nitidez, sólo con un equipo externo al cerebro. Los órganos preceptúales tienen receptores especiales para poder captar formas de energía específicas. Energía mecánica, como en el caso de las vibraciones del aire, que ingresan al pabellón auricular y producen el movimiento oscilatorio de la membrana timpánica, y de ahí se siguen la cadena de huesos: yunque, martillo y estribo, los cuales moderan la vibración del tímpano, y finalmente, activan un líquido que está en el oído interno (endolinfa), para movilizar un grupo de células que presentan vellosidades conocidos como cilios, y que son activados mecánicamente, para impeler los receptores (órgano de Corti), y en ese momento, la energía mecánica se transforma en energía electroquímica (corrientes de iones con cargas eléctricas, que pasan a través de la membrana celular).

La información, transformada en energía electroquímica, es conducida a la corteza cerebral. A la llegada a esa región es aún una sensación. Es sólo hasta que la información pasa a las llamadas áreas corticales de asociación (cortezas de asociación), cuando se tiene el fenómeno psicofisiológico de la percepción. La idea equivocada, que con más frecuencia se sostiene, es que las percepciones son activadas necesariamente por las sensaciones. Las raíces de esta concepción surgen desde el siglo XVII, y tiene que ver con una concepción causal. Las ideas, percepciones, y otros fenómenos adscritos a la mente, se explican como causados por las sensaciones. Las sensaciones, en este enfoque, son emuladas como las flechas, que hasta que se impactan en el blanco de las áreas primarias y de ahí a las secundarias, proporcionan la percepción, es decir activan una biblioteca de neuronas que de esta forma expresan movimientos o evocan situaciones específicas. Se verá más adelante, que las áreas secundarias, tanto sensoriales como motoras, tienen programas de eventos previos a la llegada de estímulos sensoriales, o a la ejecución de movimientos.

Los objetos tienen propiedades primarias como tamaño, forma, peso, movimiento, reposo. También hay cualidades secundarias de los objetos: colores, sonidos, olores, sabores y temperatura. Estas últimas son características que tienen los objetos, para producir ese tipo de cualidades en nosotros, los seres humanos con una determinada maquinaria sensoperceptiva, que no es eficaz desde el punto de vista evolutivo, pero que no es lo máximo, y que tienen limitaciones. Por ejemplo nuestro ojo, no detecta colores en la gama que el de una abeja (V., ultravioleta), nuestro oído, no nos permite navegar en el espacio en tres dimensiones como el murciélago. Lo cual nos indica que hay realidades particulares, en función del sistema sensoperceptivo y que además esto se condiciona por la experiencia previa, que se almacena en las cortezas secundarias. La contextualización se hace en nuestros cerebros ciertamente diferente a como se hace en los ordenadores. En estos, se forja un correlato de tipo postal. Mientras que en el ser humano y otros animales, el sistema nervioso funciona por correlatos contextuales, similitudes, repetición de formas, generación de conceptos y luego la generalización sobre esto que lleva a la síntesis y abstracciones.

En la concepción tradicional psicológica y neurocientífica, la forma en que tenemos experiencia del mundo, sólo está en nuestro cerebro, el mundo como lo percibimos, es dramáticamente diferente a como es en realidad. Lo que aprehendemos de un objeto, no es realmente tal, sino la idea que tenemos preformada de tal cosa. Por ejemplo, nosotros recibimos ondas electromagnéticas en la retina, entonces tenemos un sistema que las transforma a colores: rojo, azul, amarillo. En este tipo de razonamiento, los colores, los sonidos, las ondas electromagnéticas, son sólo constructos mentales, no existen en el mundo externo, sólo en nuestro cerebro.

Una discusión que es importante retomar, es aquella que tiene que ver con si la realidad es real. Si la percepción es una propiedad cognitiva, que se hace a partir de la experiencia, que tanto podemos confiar en nuestras apreciaciones. En una forma extrema se puede argumentar que vivimos en un mundo de ilusión, si es que lo que percibimos es realmente diferente a las propiedades primarias y secundarias de los objetos. Esta posición puede llevar a un relativismo que poco ayuda a entender la realidad.

La percepción es, a fin de cuentas, una manera de actuar. La percepción no es algo que nos sucede de manera pasiva, como si nuestra corteza cerebral, fuera una pantalla, en donde se forman imágenes. La analogía de la cámara fotográfica, con respecto a lo anterior, es que la imagen se forma en la parte posterior de la retina, la cual a todas luces es absurda según los conocimientos que se tienen en la actualidad respecto a la neurofisiología. En la retina no hay imágenes hay proceso bioquímicos ante la luz. Una imagen en la retina, necesariamente estaría acompañada de la red de arterias, venas, del punto ciego, etcétera. Ninguna persona ve las arterias de la retina. ¿Por qué?

Una persona que se mueve en un espacio, el cual va integrando gradualmente, no se va formando una imagen cerebral de la habitación como si esta fuera un rompecabezas, en donde va agregando las piezas que explora con sus sentidos. Lo que ocurre, es que él o ella, ya tienen una imagen integrada de la habitación, la cual van modificando, en la medida que descubren, mediante los sentidos, las cosas que los rodean. Este es el mejor paradigma respecto a cómo percibimos, mediante una proceso activo, en donde lo más relevante es lo motor.

Al mismo tiempo, esta actividad de percepción modifica el programa motor, con lo cual se establece una retroalimentación dinámica, entre el plan motor, lo que se detecta y lo percibido. A este fenómeno se le ha dado en nombre de Enactivar, para connotar el fenómeno de la acción en la percepción (Alva Nöe. The action in percepción, MIT Press, Cambridge, Massachussets, 2004).

Este fenómeno se puede entender de una mejor manera, por el ejemplo de la ceguera por cataratas congénitas (también llamada ceguera experimental), esto ocurre cuando un niño nace con este defecto, o son cataratas por excesos en la concentración de oxígeno, en las incubadoras (Fibroplasia retro lenticular). La vía visual está íntegra, lo mismo que la corteza visual (cisura calcarían, lóbulo occipital), perola persona no puede ver. Al retirar el cristalino, el cual es el sitio afectado y colocar un lente retro-ocular, el paciente recobra la función de sensación visual, pero no de la percepción visual. No puede integrar la información que recibe, esto ya era conocido en la clínica, cuando se advertía, que los niños operados seguían teniendo dificultades de movimiento, tropiezos y accidentes; sobre todo en situaciones en donde las tres dimensiones eran vitales (caminar, nadar, dibujar en perspectiva). La operación de la fibroplasia retro lenticular, en adultos, ha demostrado, que si bien hay la llegada de la luz y colores a la retina; lo mismo que de formas, toda esta información no se puede poner en el contexto de la experiencia, porque no se tiene el desarrollo de las áreas secundarias perceptuales, que como se ha dicho, forman el contexto e interpretan, casi siempre "A priori", lo detectado. Los pacientes con este tipo de problema, sufren la llamada "Ceguera por ausencia de experiencias". Los pacientes narran que al salir de la cirugía y recuperarse, pueden ver bultos y luz, al mismo tiempo pueden orientar su vista hacia el sitio de donde proviene la voz que les llama, pero no hay un reconocimiento de las caras, a menos que las toquen. El tacto es el sentido que se ha desarrollado en las áreas secundarias que ponen en contexto este tipo de información y ha suplido a la visión faltante. Es después de muchos meses, a veces años, que los pacientes puede desarrollar la percepción de lo que ven. Un joven operado narró que al quitarle las vendas de los ojos como unas salchichas enormes y rojas se aproximaban a sus ojos. Después supo que eran los dedos del cirujano.

En otro sistema sensorial ocurre lo mismo. Por ejemplo, en el sistema de la percepción de movimiento de músculos y articulaciones, que se conoce como popiocepción. Este sentido informa a los centros motores, del estado en el que se encuentran por ejemplo, las piernas y los pies. Esta información es vital para caminar y correr. El estado del terreno y la continuidad de los mismo (hoyos, grietas y desniveles), son evaluados para ajustar sobre la marcha cada paso. En una enfermedad que lesione la médula espinal en la región dorsal, como ocurre con la sífilis terciaria (Tabes Dorsal), ocurría una desconexión de la información sensorial propioceptiva, que es conducida por fibras nerviosas de esa región, y que producía problemas de coordinación motora, sin que los pacientes tuvieran problemas motores, es decir en la integridad de sus músculos, articulaciones y nervios motores, pero estas personas caían al suelo con mucha frecuencia en la oscuridad. La explicación de lo anterior residía en que no podían utilizar el llamado "Bastón óptico", es decir, suplir la información propioceptiva, que estaba cancelada por la lesión de las fibras nerviosas que van en el cordón posterior de la médula espinal, por la visual. Nuevamente, una función sin integración sensorial motora, lleva a problemas de ejecución, aun cuando la parte motora está intacta.

EL PROBLEMA MENTE-CEREBRO

En Grecia, se podía ya distinguir que existían dos posiciones respecto al problema mente-cuerpo. Por un lado estaban los que suponían que el alma era una sustancia, que habitaba en un cuerpo, pero que esta cárcel era transitoria, y que tan pronto el cuerpo moría, el alma era liberada. Esta concepción fue sostenida por la mayoría de los pueblos previos y contemporáneos a los griegos, y es lo se denomina dualismo psicofísico, el cual era la filosofía dominante.

Epicuro y el padre de la medicina Hipócrates, sostenían otra posición. Ellos mantenían la postura de que las enfermedades, no eran problemas sobrenaturales, sino condiciones físicas, que surgían de estructuras físicas, como el cerebro, los que se identificaron con esta posición constituyeron una minoría, y fueron, lo que podríamos llamar, monistas psicofísicos, como esta postura se encontraba radicalmente opuesto a la filosofía dominante, y a las religiones que proclamaban la existencia del alma, pronto fue desechada esa propuesta apenas recién nacida. El oponente más importante del monismo fue Platón, discípulo de Sócrates. Él incluyó en varios diálogos, pero sobre todo en Crátilo y Fedón, la exposición de que el hombre es una mezcla de ánima y cuerpo; el alma, es inmaterial e inmortal; el alma es lo que hace que el cuerpo se mueva y actúe; el alma está prisionera del cuerpo y se libra de él con la muerte; el alma puede saber la verdad absoluta y disfruta de la belleza absoluta. La tradición Judeo-Cristiana e inclusive el Islam, tomaron este tipo de posición, que les daba coherencia a sus respectivas pociones religiosas.

Aristóteles, el cual fue considerado por la Iglesia Católica, como el modelo a seguir, se desvió un poco de ese enfoque, para él, el problema del alma y el cuerpo se resolvía de la siguiente manera: el hombre es un animal y el alma es una forma de organismo que lo habita, por eso para él la pregunta de si el alma y el cuerpo son una sola cosas o dos cosas diferentes no tenía sentido, es decir, resolvió el problema, negando que fuera un problema. El problema siguió estancado hasta el Renacimiento.

René Descartes (1596-1650), nació en la ciudad de La Haye, Francia y se convirtió en un filósofo, fisiólogo y matemático. La primera de sus grandes obras fue terminada en Holanda en 1633: De Homine. En esta obra Descartes (Ver figura 1), publica las primeras teorías de los reflejos. En su descripción hace una integración de lo que sería la información sensorial, cuyo ejemplo son los ojos, y el cómo esto puede influenciar el movimiento de los músculos.

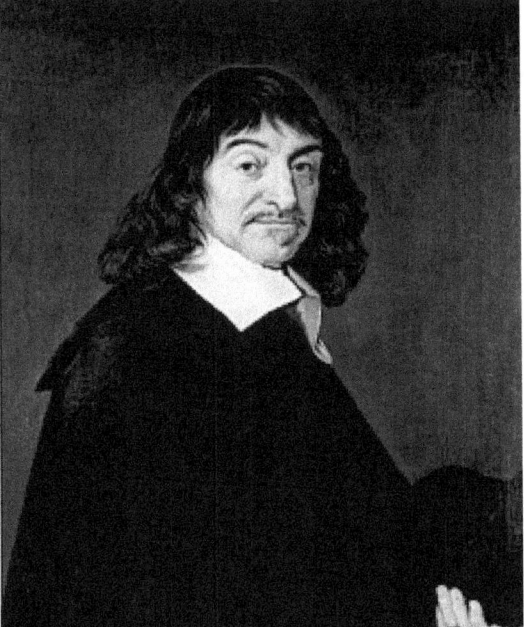

Matemático, fisiólogo, teólogo, se opuso a la coriente de filósofos olipsistas que llegaban a proponer que nada existía, con la la contundente afirmación:" Si pienso es que existo" (Cogito ergo sum). El Método Científico, como forma rganizada de preguntar a la naturaleza surgió del cerebro de este superhombre.

En su libro: Meditationes de prima philosophia, in quibus Dei existentia, & animae à corpore distinctictio, demonstratur (1641), cuestiona la existencia de todo, es decir utiliza a la duda como su instrumento de trabajo, de lo único que no duda, en su reflexión dice él, es de que existo: "Cogito ergo suum" es decir: " Si pienso es que existo". Aquí Descartes plantea por primera vez una explicación al dualismo metafísico entre la mente y el cuerpo. Para él hay dos sustancias distintas creadas: el cuerpo y el alma. Él propone que existe un sitio de interacción entre estas dos sustancias, y que este es la glándula pineal, por ser una estructura impar, situada en el centro del cráneo. En Les passions de l'ame (1649), hace una descripción de esto con bastante claridad. Es interesante el comprobar, que en los esquemas que acompañan esas obras, Descartes, hace una asociación entre los ojos y la glándula pineal y de ahí a los músculos. Fue hasta la década de los años ochenta del siglo XX, cuando los doctores Robert Moore y David C. Klein, en Estados Unidos de América, describieron una vía no visual que une a la retina con la glándula pineal, no exactamente como lo dibujó Descartes, pero finalmente si hay una influencia de la retina sobre la pineal, en donde esta última estructura, recibe la información de presencia o ausencia de luz. ¿Cómo le hizo René Descartes, para intuir esa conexión? La genialidad es también una de las áreas de la neurocognición, y Descartes sigue siendo un paradigma de estudio relevante para los neurocientíficos como doctor Antonio Damasio y su libro "El Error de Descartes".

La pineal produce la hormona melatonina, que se ha involucrado en una serie de funciones, una de ellas es la regulación de los ritmos circadianos (cerca de un día) y en algunos animales los circa-anuales, que tienen que ver aspectos de tipo reproductivo, hacia la optimización de las crías. En anfibios y reptiles, la pineal está muy cerca de la bóveda del cráneo, la cual es translúcida, y de esta manera se permite que la luz que se filtra, la estimula, es decir tiene funciones de un receptor a la luz, y de esta manera se produce la secreción de la hormona melatonina y otras sustancias. Esto dio lugar al mito del "tercer ojo". (Ver el capítulo de cronobiología)

Después de la muerte de Descartes, se empezó a hablar del llamado "punto muerto cartesiano", para referirse al sitio de relación entre las dos sustancias, alma y cuerpo. Figuras de la talla de Malebranche, Spinoza, Leibniz, La Mettrie y Cabanis, continuaron con una serie de reflexiones en el contexto metafísico, y trataron de resolver el problema de la dualidad, con una serie de alternativas como fueron el epifenomenalismo, interaccionismo, el monismo de aspecto dual y la teoría de la materia mental (ver más adelante la clasificación de todas las posturas respecto al problema cerebro-mente).

Por ejemplo Nicolás Melabranche (1638-1715), publicó De la recherche de la vérité, en donde apunta que las dos sustancias de Descartes, no tienen una relación causal, la mente no es causa del cerebro, o viceversa. "... Dios es la única causa verdadera...". Benedictus de Spinoza (1632-1677), tallador de lentes holandés, publica su obra de metafísica: De ethica (1677). En ella propone, lo que se conoce como la teoría del aspecto dual. La cual sostiene que no hay tal dualismo, sino que la mente y el cerebro (el cuerpo), son dos aspectos de una misma sustancia. La única sustancia que existe es Dios. Los acontecimientos mentales, pueden determinar sólo otros fenómenos mentales; mientras que los acontecimientos físicos, sólo pueden dar acontecimientos físicos.

Gottfried Wilhelm Leibnitz (1646-1716), propuso lo que se denominó, "paralelismo psicofísico", que persiste en considerar dos sustancias diferentes: la mente y el cuerpo físico y esquiva cualquier posibilidad de interacción entre las dos, ya que dos sustancias tan diferentes no pueden interactuar, porque si lo hacen, surge un nuevo problema: ¿Cómo sucede esta interacción de dos sustancias?

Una posición, en la cual no es necesario explicar cómo interactúan la material y lo mental, es el monismo, si las dos instancias son los mismos no se requiere una interacción entre ella. El materialismo absoluto es una posición antigua, cualquier cosa que pueda existir, depende de la materia, y los fenómenos mentales son causa dependiente de los fenómenos físicos. Julien Offray de la Mettrie (1709-1751), en dos de sus obras: Historie naturelle de l'ame y L'homme machine, sostiene que el alma no existe, y que lo mental es una actividad dependiente de lo físico. Esto le ocasionó que tuviera que exiliarse en Holanda, que para entonces, ya era el país de la tolerancia religiosa y de las ideas, sin embargo, aún ahí con la similitud que hacía de los animales y hombres como máquinas autómatas, tuvo muchos problemas, por lo que tuvo que acogerse bajo la protección del rey germano Guillermo II.

Shadworth Halloway Hodgson (1832-1912), propuso que los estados mentales eran productos del cerebro, pero que no había una capacidad causal de estos, sobre el cerebro. Thomas Henry Huxley (1825-1895), sugirió que los estados mentales, eran el resultado de las moléculas que componen al cerebro, con un nivel especial de organización, los seres humanos como los animales entonces, son "autómatas concientes".

Un aspecto fundamental, en las posiciones que surgieron en el siglo XIX es que se apuntaba al cerebro como el órgano de la mente, situación que se consolidó aún más por los trabajos de localización de las funciones cerebrales. Hasta entonces, el problema mente-cerebro, había sido dominado por más especulaciones que aspectos experimentales. Sin embargo las teorías" localizacionistas", empezaron a tomar una posición diferente, en donde la parte de la observación y experimentación fueron ganando terreno. Gran parte de esta nueva vertiente de información surge a partir del trabajo de Franz Josepf Gall (1758-1828). Quien hizo los primero intentos de localización cerebral de funciones mentales. Él hizo esas observaciones desde que era niño, con respecto a que algunos de sus compañeros tenían rasgos faciales y de cráneo diferentes al resto de los alumnos menos distinguidos, y que esto se correlacionaban con tener inteligencia más elevada. Lo que hizo Gall, fue el desarrollar un método craneoscópico, el cual se correlacionaba con las habilidades mentales. Fue en

Viena en donde se inició este tipo de trabajos, que le generaron una gran oposición, por lo que se trasladó a Paris, en donde llegó con Johan Gaspar Spurzheim (1776-1832), ambos publicaron: Anatomie et physiologie du sytème nerveux en general, una de las más importantes contribuciones a la neuroanatomía. La parte medular de la teoría de Gall era la de localizar, variaciones del carácter de las personas en función de signos externos situados en el cráneo de la persona (ver figura 2).

Figura 2

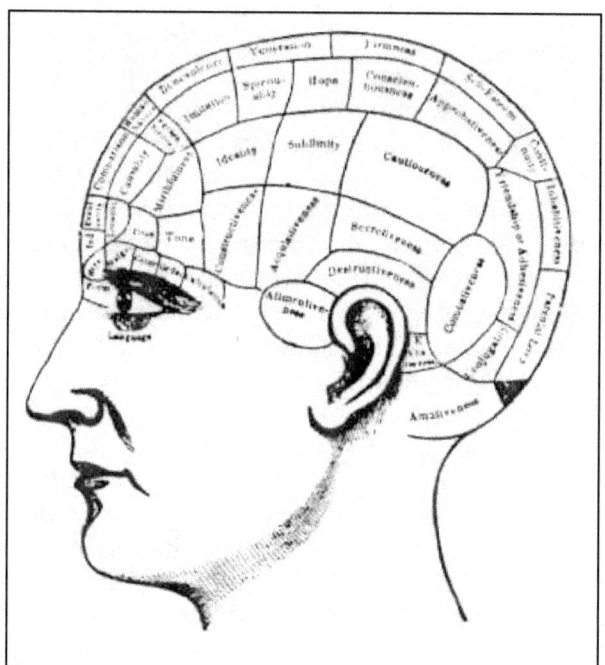

Marie-Jean-Pierre Flourens (1794-1867), produjo las primeras evidencias experimentales de la localización cerebral de las funciones mentales, las cuales fueron publicadas en su obra: Recherches experimentales sur les propriétés et les functions du système nerveux (1824). Flourens realizó la primera cirugía experimental, a "cielo abierto", es decir descubriendo por completo las áreas operadas del cerebro, y cuidando de que otras áreas no estuvieran lesionadas. Los estudios de Fluorens se realizaron por la ablación, es decir el suprimir áreas completas y evaluar las funciones perdidas o modificadas. En sus conclusiones apuntó, que las funciones sensorimotoras estaban diferenciadas y localizadas, pero otras funciones como la percepción, la voluntad y el intelecto, estaban en diferentes partes de los hemisferios cerebrales.

Las lesiones y ablaciones de Flourens, resultaron ser un método grueso para explorar funciones mentales, algunas de las cuales son el resultado de interacciones de varias regiones, de forma unilateral y bilateral, por lo que sus conclusiones, no fueron aceptadas de manera general.

El siguiente paso en esta dirección lo dio Paul Broca (1824-1880). Las aportaciones de Broca, fueron el resultado de su interés por la neuroanatomía, y el porqué conoció a un paciente hemipléjico y mudo, que únicamente podía pronunciar la palabra "Tan". Al morir el "Señor Tan", como se la había bautizado, Broca realizó la autopsia y estudio el cerebro de su paciente, reportando una lesión del lóbulo frontal izquierdo, misma que corroboró en el examen de otros casos similares.

Estas evidencias aportadas por Broca y otros, apoyaron la posibilidad de que existiera un sitio cortical del habla; la cual es una de las formas como finalmente podemos estudiar el pensamiento de otras personas, esto es una de las funciones mentales. El artículo científico que surgió de las observaciones de Broca se denominó: Remarques sur le siége de la faculté du langage articulé, suivies d'une observation d'aphemie (perte de la parole).

Broca abrió el campo del estudio de la superficie de los hemisferios cerebrales, con la utilización de técnicas más finas. Estos trabajos los realizaron Gustav Theodor Frisch (1838-1927) y Eduard Hitzig (1838-1907). Quienes emplearon la estimulación galvánica en el cerebro de perros. Ellos observaron que esta maniobra, en ciertas áreas, se producía el movimiento de las extremidades contra laterales en los perros, de tal manera que sus descubrimientos establecieron a la electrofisiología, como un nuevo método para explorar las relaciones del cerebro con la mente. Los trabajos clínicos y experimentales, de John Highlings Jackson (1835-1911), confirmaron no solo los aspectos de localización cerebral de las funciones mentales, sino que hace una integración de los aspectos sensoriales, con los motores. En : On the anatomical & physiological localisation of movements in the brain, el cual fue publicado en la revista Lancet en 1873, Jackson establece una concepción general de la organización funcional del sistema nervioso.

Aunque el monismo psicofísico, se ha perfilado como la corriente de pensamiento que domina en las neurociencias y en la psiquiatría en particular, no deja de ser relevante que investigadores notables hayan propuesto diferentes variables del dualismo, como fue el caso de Sir John Eccles, Wilder Penfield, Roger Sperry (todos ellos premios Nobel). La obra del filósofo Sir Karl Popper y Sir J.C. Eccles, que ambos redactaron, defendiendo su posición dualista y la conceptúan como la existencia de un tercer mundo, un sitio en el cerebro, en donde hay un enlace entre lo mental y lo físico, al que ellos comparan con un lector, situado en el área premotora (lóbulo frontal), y además, que el hecho de que esta estructura se activa, algunos milisegundos antes de que se inicie el funcionamiento de las neuronas del área motora, relacionadas con el movimiento, es una evidencia de que está es la zona de enlace entre lo mental (espíritu) y lo físico. A las neuronas del área premotora, también se les conoce que tienen funciones de planeación de los movimientos. La intención de ejecutar un movimiento, no surge entonces, de manera exclusiva, de las zonas motoras, sino que hay otras áreas que participan.

En la medida que se ha conocido más el funcionamiento del cerebro, y de que se tiene tecnología que permite correlacionar " en línea " es decir casi en el mismo momento que están ocurriendo las cosas en la mente de un sujeto apareado a fenómenos físicos, como es el aumento de la irrigación de las áreas visuales, cuando se le pide a una persona que se imagine un atardecer, es más difícil sostener posiciones dualistas, a menos que se tengan evidencias, del sitio de interacción entre lo mente y el cerebro, el cual no se ha demostrado claramente hasta el día de hoy.

Finalmente en la tabla 1, se comentan las principales posiciones del problema cerebro-mente.

Diferentes concepciones del problema mente-cuerpo Tabla 1	
Idealismo: Todo es mental	Autonomismo: Estados independientes
Monismo Neutral: lo mental y físico son manifestaciones de una sustancia neutra desconocida	Paralelismo: Dos entidades diferentes pero sincronizadas, como dos mecanismos de reloj.
Materialismo eliminativo: no existe la mente.	Epifenomenalismo: El cerebro secreta a la mente
Materialismo reductivo: la mente es un conjunto de estados físicos	Animismo: la mente dirige al cerebro
Materialismo emergentista: la mente es un conjunto de bioactividades emergentes	Interaccionismo: El cerebro es la base de la mente, aunque éste está controlado por ella.
Tomado con modificaciones de: Mario Bunge: El problema mente-cerebro: un enfoque psicobiológico. Editorial Tecnos, 1988.	

¿QUÉ ES LA CONCIENCIA?

Se tiene la idea de que mente y conciencia son sinónimos, pero la conciencia es sólo una de las actividades de la mente. El término conciencia puede ser ambiguo, ya que es referido a la capacidad para experimentar introspección, autor reflexión, esto es, un estado parecido a un monólogo. Se le usa como sinónimo de estar despierto. "El estar consciente de algo", se emplea también como sinónimo de "conocer algo". También puede tener la acepción de no estar en un estado de coma, anestesiado o en sueño profundo.

En este capítulo, conciencia tiene el significado subjetivo de la experiencia, pero también el de estar despierto y reaccionando a los estímulos (posición de la neurología).

En la conciencia tenemos de manera constante una serie de experiencias, por ejemplos visuales, auditivos, táctiles. Las experiencias visuales, tienen que ver con el color, tamaño, formar, brillo y otros aspectos de las cosas del mundo que nos rodea. Es el sentido que se integra en nuestro cuerpo como el mundo externo. La experiencia auditiva, es un poco más interpretativa del mundo externo y llega a tener un grado extremo de sofisticación y abstracción, que se ejemplifica en el lenguaje y la música. Otro tipo de experiencias que contribuyen a la experiencia de la conciencia proviene de fuentes táctiles, olfatorias, del gusto, de la información térmica, dolor, imaginería mental, de las emociones, de las ensoñaciones, y estados patológicos como las intoxicaciones.

La experiencia consciente, no se encuentra toda en la mente. El concepto de mente tiene dos acepciones. Por un lado está el concepto fenomenológico, en el cual la mente es la experiencia que se tiene de un estado mental. El segundo concepto es el de la mente como algo psicológico, en donde constituye un elemento causal de la conducta. En el concepto fenomenológico, la mente se caracteriza por "el cómo me siento"; Mientras que el lado psicológico, la mente se caracteriza por lo que es capaz de hacer. Ninguno de estos dos conceptos entra en competencia, ninguno de los dos propone la explicación completa de la conciencia, y es posible que sean aspectos integrales de un mismo fenómeno.

La definición rigurosa de ciencia se hace basados en la búsqueda de factores que en común para los elementos participantes. La experiencia consciente proporcionada por las sensaciones y percepciones, es un primer elemento. Otra lista de experiencia consciente que no está ligadas a órganos sensoriales precisos. En este grupo están los aspectos de la evocación o recuerdos; la imaginación, el detectar los sentimientos de generación interna; lo mismo que las emociones como miedo.

También podemos tener estados de conciencia, llamada de alertamiento, que no son consideradas como experiencias controladas por las vías o sistemas senoperceptivos. Se pueden recordar cosas, tener el programa cerebral para poder manejar una bicicleta. Estados emocionales como miedo, tristeza, o estados con motivación psicológica como hambre, sed, deseo sexual, necesidad de afecto.

Una forma de poder contestar que es la conciencia, como una parte de la mente, es definir antes a que le denominamos mente. Sólo por tener un punto de partida, diremos que cerebro y mente son conceptos equivalentes. Una de las posibilidades del funcionamiento del cerebro es la mente. La siguiente pregunta que se podría hacer es ¿Cómo funciona el cerebro?

El funcionamiento del cerebro puede ser visto desde muchas propuestas. Expondré sólo dos. William James propuso un concepto reflexológico (1890), según el cual la afluencia sensorial, lleva a una integración y elaboración de una respuesta, la cual puede ser motora o endocrina. Otra propuesta desarrollada por Brown primero, y más adelante por Roberto Llinás, propone que el sistema nervioso funciona como una estructura que posee una serie de "programas", con los cuales elabora respuestas ante situaciones del medio ambiente, y en donde las aferencias sensoriales, sólo son información que permite ajustar el patrón de respuestas. Brown efectuó un trabajo experimental en el cual suprimía de información sensorial a los animales de laboratorio, y sin embargo, estos no tenían problemas para la marcha. Lo anterior llevó a proponer que el medula espinal tiene programas motores intrínsecos, y que el aprendizaje facilita ciertas tareas.

¿Es necesario el sistema nervioso en los seres vivos multicelulares? La respuesta es no. Las plantas, no tienen un sistema nervioso, y algunas de ellas son evolutivamente más jóvenes que algunos animales. Hay datos claros que apoyan el que el sistema nervioso evolucionó, únicamente en seres vivos en los que era necesario el desplazamiento es decir la motricidad. Para Llinás, esta es una estrategia evolutiva exitosa, ya que permite desarrollar una táctica de respuesta de tipo predictiva. Al referirse como predictivo, no se refiere a adivinación, es una capacidad de anticiparse a situaciones que se pueden calcular con antelación, a escala consiente e inconsciente, y para las cuales la información sensorial es de gran importancia para poder ajustar los cambios de último momento.

El lóbulo pre frontal tiene una función en ese sentido mucho más cercana a la interacción con otros individuos de la especie. Esta parece ser una de sus muchas funciones, para la cual se entrena de manera continua durante el sueño de movimientos oculares rápidos.

AUTOCONCIENCIA O AUTOCOGNICIÓN

Las herramientas para el estudio del sistema nervioso central (SNC) han permitido que el observador coloque una distancia relativa de lo que observa: su propio cerebro, porque lo que se analiza, ahora puede ser comparado, gracias a los recursos de almacenamiento y rapidez de cálculos estadísticos, de estas nuevas tecnologías que al promediar con bases de datos de parámetros de normalidad, emiten las diferencias de las muestras, como deltas de aumento o decrementos. Los empiristas se dan cuenta que pueden planear sus nuevos asaltos desde el racionalismo. Los filósofos parece que no estaban en posiciones tan polarizadas. Una serie de crisis les hicieron suponer lo contrario. Primero fue la crisis del razonamiento, cuestionada desde las posiciones que suelen ser adoptar cuando están cargados de teoría. Darwin, Kant, Hume, Locke y muy al final del siglo XIX, Sigmund Freud cuestionaron la validez de la racional como una herramienta adecuada, o por lo menos no cargada de teoría (del prejuicio de lo pensado con antelación). Pero igual destino ha seguido el empirismo, que ha sido regulado y contenido dentro de un método científico que se basa en el rechazo de las hipótesis llamadas nulas y sólo después de la colección de muestras numerosa de la población en evaluación, se emite una respuesta cautelosa, ya que aún cuando la muestra sea elevada, siempre será una reducción necesaria, aunque artificial de la realidad.

La auto-cognición es una nueva herramienta conceptual que en mucho surge de la unión de filósofos, neurocientíficos y neuropsiquiatras. En una forma muy sucinta, cognición es darme cuenta, de que me estoy percatando. Percatarme de que me observo en el proceso de reflexionar. En este artículo expondré algunas de las implicaciones que tiene este concepto en el campo de la salud mental y por otro lado la descripción de un extremo de auto-cognición que se denomina autoscopía.

LA PERCEPCION DEL UNO-MISMO (SELF-AWARNESS)

Un concepto útil y operativo de la conciencia, es el darme cuenta de lo que ocurre. Esto puede ocurrir a diferentes niveles de mi entorno en el mundo. Lo que ocurre en mi país, la ciudad, la casa, mis relaciones con los elementos de mi familia extensa y nuclear. Al mismo tiempo en un nivel más íntimo y personal, es decir el percatarme de la serie de procesos mentales que utilizo, y de esta forma ejercer una serie de funciones como es el caso de libre albedrío. Esta actividad consiente es producto de la evolución del cerebro y por lo tanto puede ser enmarcada como una actividad emergente, que al parecer requiere de una serie de funciones que se adquirieron durante la evolución de nuestra especie, una de ellas, central: el lenguaje.

El funcionamiento del cerebro se ha ido especializando en una suerte de anticipación o predicción, de las secuencia de eventos a las que se tiene que enfrentar una animal que se mueve y que es predador y al mismo tiempo presa de animales físicamente más poderosos. Esto explica el porqué se desarrollaron una serie de programas PRE-motores, que anticipan esquemas de acción motora, ante una serie de eventualidades que según ciertos elementos de la experiencia previa se presentan como "claves" que permiten anticipar el ataque o la huída. La región promotora (Área 6 en la carta de Broadman) en el lóbulo frontal, ha sido objeto de estudios en esa dirección. Se pueden resumir los hallazgos en esa dirección, diciendo que esta zona se activa antes de cualquier actividad motora que despliegue el sujeto y que incluso se observa una activación de esta zona, por evidencias de tipo electrofisiológico (registro de potenciales de acción) o actividad metabólica, que ocurren aún cuando NO se dé finalmente el movimiento, pero si la intensión para ejecutarlo, esto es, que se pude evaluar la intencionalidad que precede a la ejecución motora.

Para que el cerebro tenga ese proyecto de ejecución tiene que tener una concepción previa del propio cuerpo, y no ser la planeación del movimiento el resultado de una información que se está apenas recabando. Por esto la percepción se convierte en un fenómeno activo, regulado por las mismas estructuras que reciben la información y crean por esto, una especie de ballet motor que busca aclarar lo que se recibe, disminuyendo el ruido de fondo. A este proceso de percepción activa Alva Noë le denominó ENACTIVAR. Ahora bien, si el cerebro se anticipa a la ejecución motora, también lo hace en cierta medidla a la información propioceptiva, la cual no es determinante, en un inicio del evento motor, ya que sólo sirve para modular el programa de ejecución de tal o cual función motora.

La concepción arcaica de que en la retina del ojo se forma una figura invertida de lo que vemos, como una cámara fotográfica de cajón, es totalmente inexacta. La retina auto genera y activa la información sensorial, en un fenómeno totalmente diferente al de una mera reflexión de una imagen invertida. Esta estructura ectodérmica, ya está elaborando y organizando la información que transluce con la ayuda de seis capas celulares y los receptores, que en este caso son células especializadas que contienen pigmentos de rodopsina (Cono, bastones), de manera conjunta con las célula amácrinas y las horizontales, que ejercen fenómenos del tipo de inhibición centro a periferia, lo cuales llevan a dar nitidez y contornos diferenciados a lo que vemos, removiendo los cruces de arterias y venas, manipulando "el punto ciego" (sitio de entrada y salida del paquete vasculo-nervioso al globo ocular), del tal manera que lo "rellenan" de lo que predicen debe de in en esa parte del aretina, dependiendo de los campos visuales (recuérdese que a aprender a manejar un vehículo automotriz, una de las primeras indicaciones del instructor es, el no hacer caso totalmente a la visión lateral, que es el campo nasal ipsilateral y temporal contraleteral, porque se está utilizando el punto ciego, y no se ve enteramente lo que se supone se está detectando, por lo que se aconseja como mejor es la detección visual a través de los espejos retrovisores. Además los músculos extrínsecos e intrínsecos al globo ocular están colaborando para que finalmente se ajuste la información que llegará a la cisura calcarían del lóbulo occipital. Esto se ha descrito en forma detallada en secciones previas de este capítulo.

La auto cognición Es una propiedad emergente de los cerebros humanos sanos. La implementación de esta función adaptativa es espontánea y generalmente transparente en los sujetos. El cerebro tiene una serie de circuitos que se utilizan para el aprendizaje y el conocimiento acerca de si mismo y esos circuitos son multidimensionales y sus cogniciones entre si son muy complejas, sin embargo la integración de varias etapas de conocimiento a lo largo de la evolución, dio como resultado diferentes niveles de funcionamientos cerebral.

El estudio formal de los mecanismos del auto cognición es una investigación sistemática en donde se trata de descubrir cuáles son los circuitos que son determinantes para este tipo de función. La información básica acerca de los mecanismos que están involucrados en esta función se han obtenido del análisis de la función cerebral adapta o en procesos patológicos como son los accidentes o enfermedades, también con animales experimentales en donde se desarrollaron modelos que tienen una similitud a lo que se podría llamar una auto cognición (principalmente en primates superiores). Esta línea de investigación debe proporcionar una base sólida para el entendimiento del cómo se origina la auto cognición en el cerebro humano.

LA AUTOPERCEPCIÓN COMO UNA PARTE DE LA CONCIENCIA Y SUS REPERCUSIONES EN LA NEUROPSIQUIATRÍA

Las herramientas modernas, para el estudio del sistema nervioso central (SNC) han permitido que el observador coloque una distancia relativa con respecto al objeto que observa: un cerebro. Este es estudiado por otros cerebros, similares en el funcionamiento general, pero diferentes en muchos aspectos, por ejemplo: género, herencia, experiencia, educación y las enfermedades que la persona ha tenido a lo largo de la vida. Lo que se analiza del sistema nervioso, ahora puede ser comparado, gracias a los recursos de almacenamiento y rapidez de cálculos estadísticos, de estas nuevas tecnologías que al promediar inmensas bases de datos, con respecto a parámetros de normalidad, emiten las diferencias de las muestras, como deltas de aumento o decrementos.

Los empiristas se dan cuenta que pueden planear sus nuevos asaltos desde el racionalismo. Los filósofos parece que no estaban en posiciones tan polarizadas. Una serie de crisis les hicieron suponer lo contrario. Primero fue la crisis del razonamiento, cuestionada desde las posiciones, que suelen ser adoptar cuando están cargados de teoría. Darwin, Kant, Hume, Locke y muy al final del siglo XIX, Sigmund Freud cuestionaron la validez de la racional como una herramienta adecuada, o por lo menos no cargada de teoría (del prejuicio de lo pensado con antelación). Pero igual destino ha seguido el empirismo, que ha sido regulado y contenido dentro de un método científico, que se basa en el rechazo de las hipótesis llamadas nulas y sólo después de la colección de muestras numerosa, de la población en evaluación, se emite una respuesta cautelosa, ya que aún cuando la muestra sea elevada, siempre será una reducción necesaria, aunque artificial de la realidad (5,7).

La auto-cognición es una nueva herramienta conceptual, que en mucho surge de la unión de filósofos, neurocientíficos y neuropsiquiátras. En una forma muy sucinta, cognición es darme cuenta, de que me estoy percatando de mi entorno y de mi mismo, el elementp central es el proceso de atención. Percatarme de que me observo es el ejercicio de reflexionar. En este artículo se exponen algunas de las implicaciones que tiene este concepto en el campo de la salud mental y por otro lado la descripción de un extremo de auto-cognición que se denomina autoscopía (12,15,30).

AUTO-COGNICIÓN

Un concepto útil y operativo de la conciencia es el darme cuenta de lo que ocurre. Esto puede ocurrir a diferentes niveles de mi entorno en el mundo. Lo que ocurre en mi país, la ciudad, la casa, mis relaciones con los elementos de mi familia extensa y nuclear. Al mismo tiempo en un nivel más íntimo y personal, es decir el percatarme de la serie de procesos mentales que utilizo, y de esta forma ejercer una serie de funciones como es el caso de libre albedrío. Esta actividad conciente es producto de la evolución del cerebro y por lo tanto puede ser enmarcada como una actividad emergente, que al parecer requiere de una serie de funciones que se adquirieron durante la evolución de nuestra especie, una de ellas, central: el lenguaje (3, 4, 16, 21).

El funcionamiento del cerebro se ha ido especializando en una suerte de anticipación o predicción, de las secuencia de eventos a las que se tiene que enfrentar una animal que se mueve y que es predador y al mismo tiempo presa de animales físicamente más poderosos. Hay especies de hidras acuáticas que presentan un grupo de células que se pueden calificar como "cerebro", solo en la fase en que este ser vivo se mueve. Una ves que se fija en una colonía de su misma especie, esas neuronas desaprecen. No las necesita. El cerebro parece evolucionar para manejar información, almacenarla y predecir, esto es relevante en el momento que el animal se desplaza. Esto explica el porque se desarrollaron una serie de programas PRE-motores, que anticipan esquemas de acción motora, ante una serie de eventualidades que según ciertos elementos de la experiencia previa, se presentan como "claves" que permiten anticipar el ataque, la huída, la inmobilidad, el mimetismo. La región promotora (Área 6 en la carta de Broadman) en el lóbulo frontal, ha sido objeto de estudios en esa dirección. Se pueden resumir los hallazgos en esa dirección, diciendo que esta zona se activa antes de cualquier actividad motora que despliegue el sujeto y que incluso, se observa una activación de esta zona, por evidencias de tipo electrofisiológico (registro de potenciales de acción) o actividad metabólica, que ocurren aún cuando NO se de finalmente el movimiento, pero si la intensión para ejecutarlo, esto es, se pude evaluar la intencionalidad que precede a la ejecución motora (3,4, 25, 31).

Para que el cerebro tenga ese proyecto de ejecución tiene que tener una concepción previa del propio cuerpo, y no ser la planeación del movimiento el resultado de una información que se está apenas recabando. Por esto la percepción se convierte en un fenómeno activo, regulado por las mismas estructuras que reciben la información y crear con esto, una especie de ballet motor que busca aclarar lo que se recibe, disminuyendo el ruido de fondo.
A este proceso de percepción activa Alva Noë, neurofilósofo de la Universidad de California San Diego, le denominó ENACTIVAR (22). Ahora bien, si el cerebro se anticipa a la ejecución motora, también lo hace en cierta medida a la información propioceptiva, la cual no es determinante, para el inicio del evento motor, ya que sólo sirve para modular el programa de ejecución de tal o cual función motora.
La concepción arcaica, de que en la retina del ojo se forma una figura invertida de lo que vemos, como una cámara fotográfica de cajón, es totalmente

inexacta. La retina auto genera y activa la información sensorial, en un fenómeno totalmente diferente al de una mera reflexión de una imagen invertida. Esta estructura ectodérmica, ya está elaborando y organizando la información que transduce con la ayuda de seis capas celulares que contienes a sus receptores, que en este caso son células especializadas que contienen pigmentos de rodopsina en diferentes formas estructurales, que nos dan la posibilidad del color, dentro de un rango del espectro óptico, de luminosidad, de movimiento (cono, bastones), de manera conjunta con las célula amácrinas y las horizontales, que ejercen fenómenos del tipo de inhibición centro a periferia, llevan a dar nitidez y contornos diferenciados a lo que vemos. Además hay fenómenos de fabulación, en ellos se está removiendo los cruces de arterias y venas, se está manipulando "el punto ciego" (sitio de entrada y salida del paquete vasculo-nervioso al globo ocular), del tal manera que al hacerlo, complementan prediciendo lo que debe de regustrarse en esa parte de la retina, dependiendo de los campos visuales (recuérdese que al aprender a manejar un vehículo automotriz, una de las primeras indicaciones del instructor es el no hacer caso total a la visión lateral, que es el campo nasal ipsilateral y temporal contraleteral, porque se esta utilizando el punto ciego, y no se ve enteramente lo que se supone se está detectando, por lo que se aconseja la detección visual a través de los espejos retrovisores). Además los músculos extrínsecos e intrínsecos al globo ocular están colaborando para que finalmente se ajuste la información que llegará a la cisura calcarían del lóbulo occipital. Este es uno de lo sejemplos más claros de lo que se ha denominado conptrol

---

sensoperceptivo de "arriba hacia abajo". Las áreas occipitales de panera centrífuga, modulan y completan la información visual[1].

Lo que ahí sucede no es aún la formación de la imagen, sino un código de frecuencias, que será descifrado en las áreas secundarias o de asociación. Es importante mencionar que ahora es cada vez más claro que la información que llega a la corteza cerebral, poco tiene que ver con el código de frecuencias y el potencial del receptor. Esto es, si hay algo afuera que veo, que escucho, que huelo, pero no es exactamente lo real. Esto vuelve a colocar a la pregunta. "¿Es real la realidad?"en el centro de la epistemología que incursiona en las neurociencias o neuro epistemólogos.

En la llamada "Ceguera Experimental" Alba Noë, nos ilustra con ejemplos, de cataratas congénitas, del hecho de que tener ojos y retina intactos (una vez que se remueve las cataratas) no es igual a ver bien. Los jóvenes operados después de esta experiencia tienen que llevar un proceso de neuro-rehabilitación, ya que aun cuando están viendo, una vez que se remueve el cristalino opaco, no hay áreas secundarias desarrolladas.

EL CONOCIMIENTO EN FILOSOFÍA

El conocimiento es el objeto prioritario de la filosofía moderna que lo ha abordado desde dos posturas características y extremas: el Racionalismo y el Empirismo. En ambos movimientos filosóficos se tratan principalmente dos cuestiones:

- La demarcación metafísica del ámbito de los objetos.
- La justificación lógica y psicológica de la validez de una ciencia natural que se caracteriza por la utilización de un lenguaje formalizado y de la vía experimental.

Estas dos cuestiones comunes a ambos movimientos son, sin embargo, enfrentadas de forma diferente en estas dos escuelas. Los racionalistas, como René Descartes y Baruch Spinoza, intentaron una reforma del entendimiento para lo que es esencial, por ejemplo, la eliminación de los errores de los sentidos pues el conocimiento no depende propiamente de ellos, sino que por el contrario requiere alcanzar la Razón, esto es, la idea vinculada al objeto (11).

El empirismo, por el contrario, busca el conocimiento en la observación (y experimentación), este tiene tres autores que lo consolidaron: J. Locke y su Ensayo sobre el entendimiento humano (11)., G. Berkeley, Principios del entendimiento humano (2) y

D. Hume e Investigación sobre el conocimiento huma
(14) . Todas estas obras tienen una idéntica finalidad
que puede ordenarse en tres cuestiones:
1- Mostrar el origen del conocimiento.
2- Mostrar en qué reside la verdad del conocimiento.
3- Mostrar cuáles son los instrumentos del
conocimiento.

El conocimiento es importante porqué proporciona
la posibilidad de modificar o manipular algunos
aspectos del mundo. Es una actividad innata de los
seres vivos que se desarrolla como resultados de las
necesidades de adaptación al mundo. Los animales,
a diferencia de las plantas, ya que estos se
desplazan en el medio que los rodea, desarrollaron
actitudes de búsqueda de información y
almacenamiento de la misma. A esto Aristóteles le
denominó: Appetitus noscendi (Deseo de
conocimiento −Johann Gottfried Herder, 1772.
"Abhandlung ubre den Ursprung der Spranche")(13)
Pero el conocimiento y la capacidad que tenemos
de este los seres humanos, ha sido un tema central
en la filosofía, y concretamente de la Gnoseología.
Los seres humanos desarrollan los rudimentos de
razonamientos lógicos de tipos inductivos y
deductivos que permiten las generalizaciones.
Para Ernest Cassirer (7), el mundo de las cosas
es sustituido por el mundo de las hipótesis y es que
no hay un equivalente cerebral, al de las cosas que
percibimos. No hay un correlato a moléculas o
estructuras físicas concretas, digamos a una lámpara,
un teclado o una computadora. Por otro lado, el
conocimiento es cambiante y modifica el

funcionamiento del cerebro, con lo cual se crea un estado dinámico entre sujeto y objeto. Esto puede explicar el relativismo cultural, por ejemplo, la capacidad para detectar diferentes tonalidades de blancos o verdes de los nativos de Alaska o Amazonas respectivamente. Un acto inherente al conocer es la modificación del funcionamiento de las neuronas, en particular los sistemas elementales de aprendizaje, el funcionamiento bioquímico de las neuronas cambian también, por ejemplo, los fenómenos sinápticos de la facilitación, corresponden modificaciones de concentraciones de calcio en el botón Terminal, que lleva a aumento en la liberación y de una sensibilización de receptores a neurotransmisores, como ocurre en algunos fenómenos plásticos de aprendizaje. El conocimiento por lo tanto genera un estado diferente de funcionamiento cerebral.

Sin embargo, la naturaleza del sistema cognoscitivo y la hipótesis previa que tengo sobre el objeto a conocer, pueden crear un sesgo o distorsión en relación a los objetos.

La postura racionalista parte de la suposición de conocimientos elementales, y que la razón los va consolidando para formar un todo. La verdad, como meta, es difícilmente alcanzada. Porque hay una decantación hacia los sistemas de creencia por fe, por ejemplo, para los pensadores de los siglos XVI y XVII, Dios era la causa última de todas las cosas que se manejaban en el mundo y con este argumento, no había ya necesidad de buscar nada. (5)

Mientras que el empirismo, busca la comprobación mediante datos, experimentos, contrastación de las hipótesis.

La teoría del conocimiento, se encarga de resolver una serie de problemas relacionados al saber, uno de esas preguntas, es: ¿Cuál es la correspondencia entre los objetos del mundo externo y lo que produce la actividad del cerebro que llamamos mente, que se corresponde a ese objeto?

¿Cuándo decimos, que lo que pensamos del objeto es la verdad inherente a este? En esta pregunta hay que citar a Bertrand Rusell, que decía que lo más que podemos decir es que hay una congruencia, entre los objetos y las creencias. Esta postura en la que se reducen los conceptos filosóficos a la probabilidad, es para Mario Bunge (6), sólo una forma de epistemología artificial, ya que la proposición de la que parten es falsa:

"Pero el principal defecto de todas estas tentativas de reducir conceptos filosóficos claves al de la probabilidad es que parte de un supuesto falso, a saber, el que se pueden asignar probabilidades o proposiciones. De hecho no hay modo (salvo por decreto arbitrario), de asignar probabilidades a proposiciones". (6)

La adquisición de información no lleva necesariamente a un conocimiento, ya que esta nueva información (novedosa), tiene que integrarse a un cuerpo de conocimientos previos. Entonces el cerebro no está funcionando "en línea" con "la realidad". Este órgano va unos milisegundos adelante. El cerebro va interpretando la realidad. La teoría del conocimiento sería, entre otras cosas, un censor, o corrector, hasta donde esto es posible, de las predicciones que no se cumplen o que no concuerdan con la realidad científica. Lo anterior es únicamente válido para cuando estamos en el estado neurofisiológico de despiertos. Durante el sueño, sobre todo el de movimientos oculares rápidos (MOR), se puede corroborar que hay una actividad endógena que no se contrasta con la experiencia, aun cuando la demos como real en el momento de estar soñando.

Los fundamentos del conocimiento ha sido uno de los problemas centrales de la filosofía, y por supuesto de la gnoseología. La solución a este problema dio origen a dos corrientes encontradas de cómo se obtiene el conocimiento: el racionalismo y el empirismo. (5)

La solución empirista, sostiene que la experiencia sensoria (sensorial y de la percepción en todo caso), es la única fuente de conocimiento. Para John Locke el conocimiento está estructurado por ideas que representan siempre una vivencia experimentada por el Sujeto. Locke retomó las ideas propuestas por René Descartes:

1- Ideas Innatas o inherentes al Pensamiento
2- Ideas Ficticias o inventada por el pensamiento.
3- Ideas adventicias. O sea ideas que son recibidas por los sentidos.

A diferencia de Descartes, Locke niega la posibilidad de las ideas Innatas, para él todas las ideas son:

1. La sensación o experiencia de los sentidos externos.

2. La reflexión o experiencia de los sentidos internos.

George Berkeley, va a un extremo de psicologismo, que se consolida en el "Espiritualismo" o idealismo extremo: La materia existe sólo en la medida que pensamos en ella. De esta forma critica las pretensiones de Locke de tipo materialistas, para quien la materia es la "Rex Extensa" (2).

La solución racionalista reduce el conocimiento a lo racional. En este sentido el conocimiento debe de ser lógicamente necesario y poseer extensión universal. Esta posición, si bien iniciada por Descartes, fue continuada por Gottfried Wilhelm Leibniz, Este filósofo desarrolla los conceptos de las ideas Innatas de Descartes, las cuales serían los "Conocimientos Universales y Necesarios: "Creo que todos los pensamientos y actividades de nuestra alma provienen de su propio fondo y no de las impresiones sensibles." Leibniz distingue entre las "Verdades de hecho", productos de la experiencia y por lo tanto "A posteriori", de las "Verdades de Razón" o "A priori". Este tipo de corriente filosófica no apoya la metáfora del entendimiento humano como "Tabula rasa" (11)

La gnoseología es la teoría del conocimiento, en un sentido amplio, y de sus relaciones entre el sujeto y el objeto a conocer. La epistemología está más encargada del estudio del conocimiento científico, que por supuesto no es el único tipo de conocimiento. En un tiempo a esta disciplina también se le conoció como filosofía de le ciencia. La epistemología es entonces un método crítico para el estudio y validez del conocimiento científico.

Aún cuando tiende a confundirse, gnoseología y epistemología, más antes que ahora, La primera es un sinónimo de la teoría del conocimiento y por lo tanto de la teoría la verdad o verosímil. La gnoseología estudie las capacidades del saber (5).

Uno de los problemas fundamentales de la gnoseología tiene que ver con la realidad del objeto. ¿Qué estatuto poseen los objetos del conocimiento con respecto a la realidad?, desde el punto de vista cognitivo. Un objeto de la realidad no está en la mente como ocurre en las ventanas de las computadoras en el sistema operativo "Windows", y que simplemente tendríamos que arrastrar de una ventana a la otra, esto es del mundo que nos rodea a la de la circunvolución post frontal, por ejemplo.

Se puede tomar en serio el planteamiento de la filosofía idealista, y decir que el pensamiento es un agente creador de la realidad que se presenta, pero al mismo tiempo que no le excluya por ser diferente, diciendo que sólo existe en mi cerebro (5). Sin embargo queda claro que hay una diferencia clara entre la realidad y la inferencia de la realidad, que es la que se hacen de manera cotidiana.

Es esta una posición interesante, porque parece corresponderse en parte a los hallazgos científicos en la teoría de la percepción.

La realidad cognoscitiva, es entonces una, que se gesta de inferencia y de hipótesis "A priori", inclusive esa realidad puede marginar a las experiencias sensoriales y se da igual.

En la corriente gnoseológica materialista, no existe el problema de la no correspondencia entre el objeto y el conocimiento que se tiene, hay una correspondencia. Porqué el conocimiento no puede ser diferente de la realidad.

El problema de la relación entre objeto (de conocimiento) y sujeto (cognoscente), se ha abordado también por las neurociencias cognitivas. Una postura reciente sostiene que la percepción, como proceso de interacción entre objeto y sujeto, no es algo que le sucede a los animales, sino que es un evento que es generado por el cerebro de los animales a su conveniencia evolutiva y adaptativa. En un sentido amplio, hay muchas más estructuras que modulan esta información, que se modifica en la medida que los animales se desplazan, enfocan, cambien de posición, a este fenómeno se le conoce como inactivar, como ya se ha comentado previamente, y es un proceso que enriquece o limita lo que se percibe, por su papel de interpretador y censor (22).

Por otra parte la epistemología se encarga del estudio del conocimiento científico con un enfoque mas hacia el lado crítico y en la temática del conocimiento generado por la ciencia y su validación en otras áreas.

Las preguntas centrales de la epistemología son: ¿Qué quiere decir que uno sabe?; ¿Cómo se adquirió ese conocimiento? ¿Qué papel desempeña los aspectos de las sensaciones y percepciones en la adquisición de ese conocimiento?

El ser humano se debe de haber percatado tempranamente, de que no todo lo que percibía, era necesariamente correspondiente a la realidad, por lo que adoptó una actitud suspicaz, en especial con las cosas que no entendía del todo.

EL sentido común funciona con elementos de juicio, que se van adquiriendo en el desarrollo.

La gnoseología es una posición que sostiene que el conocimiento está relacionado con la interacción entre un objeto y el sujeto que está en la posición de conocer (Vg, Objeto cognoscente). Se puede utilizar la metáfora de una imagen cinematográfica, o de un objeto recreado por el cerebro, que no corresponde en mucho al objeto externo. Dos problemas que se observan de inmediato son: (A) La representatividad del objeto, por ejemplo en que zonas o estructuras del cerebro ocurren ese cambio de representación a moléculas, cargas iónicas, potenciales de acción; (B) La auto cognición, de quien percibe el objeto, esto es la capacidad de percatarse sobre lo que estoy vivenciando y saber que he aprendido, que estoy registrando, filtrando y rechazando. Estos temas ciertamente han preocupado a muchas corrientes filosóficas, además de la griega u occidental. Por ejemplo los ejercicios de meditación y de iluminación de las tradiciones religiosas budistas e hinduistas se mueven en esa dirección, con varios cientos de años de ventaja en relación a las culturas occidentales.

En el primer caso se ha propuesto como explicación un constructo básico de percepción llamado Qualia, una especia de conocimiento previo, que equivale a las formas elementales, o "A priori" de Emmanuel Kant (17) . En el segundo caso el que exista una anatomía especial del aparato que se conoce así mismo como auto cognoscente y que si bien captura y elabora información, lo hace en el marco de sus posibilidades y limitaciones.

El estudio de la percepción de uno mismo, la auto cognición es un fenómeno complejo. Entre otras razones, porque utilizamos la auto cognición para estudiar el mismo fenómeno blanco, es decir el conocernos a nosotros mismos. Se ha tratado entonces de crear ciertas distancias del objeto de estudio, mediante métodos tomados de las ciencias: (A) A través del estudio de la evolución; (B) por el estudio de la ontogenia; (C) mediante las neuroimágenes funcionales en los resonadores magnéticos funcionales, ante retos especiales; (D) Entender lo que ocurre en las personas que cursan con determinadas enfermedades en donde se altera la auto cognición, como son la esquizofrenia, el autismo, la epilepsia del lóbulo temporal, los estados disociativos, y otras condiciones similares; (5) Los auto reportes, las novelas, los poemas, diarios (todos los documentos incruentos que exploran esta porción íntima y personal de cada sujeto).

Una definición de la auto cognición es difícil de exponer a estas alturas, quizás más adelanta podamos estructurar un concepto. Pero adelantaremos que se requiere de una nivel de conectividad de la corteza cerebral, entre si y con estructuras subcorticales, para poder tener auto conciencia. Por ejemplo en las fases de sueño III y

IV, no hay una continuidad cortical, y tampoco hay una conciencia clara de los que hacemos, en caso de que se nos despierte en esta etapa del sueño.

En el niño esta condición de percatarse de si mismo aparece tardíamente, y va sufriendo una maduración ontogénica que termina en la adolescencia, en lo que popularmente se conoce como "entrar en juicio " y que se corresponde a las últimas conexiones con la corteza prefrontal (24).

El primer paso, en esta "larga marcha hacia la madurez", es que pueda distinguir entre él/ella y su madre, para luego integrarse al medio ambiente. En los primeros días se tiene funciones de imitación facial muy limitadas, pero coherentes, sobre todo de caras de adultos cercanos, en especial la madre o nodriza, de la cual percibe incluso olores, temperatura, palabras. A los 9 meses ya puede verse en el espejo e identificarse como él/ella mismo. También puede identificar expresiones de otros y responder a ellas. Al año, equipara el llanto de otros niños y es una señal que activa el llanto en él, es posible que el grupo de las llamadas "neuronas en espejo", estén activas ya para estas edades. Estas son células que llevan a imitar expresiones y además a interconectarse con los otros, como animales sociales que somos. A los 18 meses ya reconoce su imagen en el espejo y puede entretenerse haciendo gestos frente a ella. A partir de los dos años se pueden seguir instrucciones y reglas de juegos colectivos elementales, aunque sanamente no siempre se aceptan las reglas (24).

A los cuatro años se percata que hay persona que opinan diferente y las acepta; después de los 5 años ya hay un buen dominio del lenguaje, que le permite generar un diálogo con si mismo. Es interesante destacar que es esta la edad en la que pueden hacer una narración en primera persona de lo que soñaron. Hasta antes de esto pueden hacer una narración pero es difícil que puedan identificar el sueño de lo que sucedió en días previos. Esto es reforzado por la prueba de la "creencia falsa" En donde se valora la capacidad para establecer una relación causa-efecto. Una persona mayor coloca una pelota en un escondite, enfrente de unos niños. Otra persona llega y mueve la pelota en una segunda posición. Al regresar la primera persona, y preguntar a los niños en donde debe de buscar la pelota, los niños menores de cuatro años dirán que en el primer sitio en donde esa primera persona la escondió. La relación es: persona con determinadas características dejó la pelota en espacio número uno, por lo tanto ahí debe de estar (24).

La auto cognición puede ser estimulada si se pide al niño que mantenga una conversación consigo mismo, por periodos cortos, por ejemplo de 10 a 30 minutos. Esto es sin embargo difícil antes de los cinco años, algunos niños utilizan al amigo o amigos imaginarios. Las lesiones de la zona órbitofrontal, dificulta en mucho esta meta-comunicación.

El lenguaje y el monólogo que se tiene con uno mismo son dos de los elementos que se estudian en el proceso del auto conocimiento. La estimulación y promoción del auto lenguaje, se ha propuesto como una estrategia de tipo terapéutica en algunos pacientes en donde hay dificultades de auto reconocimiento. De hecho, en la esquizofrenia, se supone que existen dificultades en esta área, ya que el enfermo no reconoce bien su pensamiento de su voz, a este fenómeno se le conoce en la clínica como pensamiento sonoro, y en una etapa más avanzada de la enfermedad es la base de las alucinaciones auditivas.

La auto cognición también abarca el cuerpo, aunque esto no ocurre de manera homogénea. Tenemos una noción de donde está nuestro cuerpo en el espacio y del estado de las diferentes partes del cuerpo, en especial de las que no ayudan a movernos. Este sentido especial se llama propiocepción, tiene dos modalidades: conciente e inconsciente. El primero me informa sobre el sitio en el cual coloco los dedos en las teclas, la presión que debo de ejercer en ellas. El segundo, le informa a la médula espinal de estado de semi-contracción o relajación de los músculos de mis dedos.

La función de auto cognición esta vinculada a diversos procesos, lo mismo que puede estar afectada por varias situaciones identificadas hasta ahora: anormalidades genéticas, destrucción o alteración de las vías o mapas cerebrales, desarrollo de conexiones dendríticas, conocidos en inglés como "prouning"; amplificación de las señales sensoriales excesivamente; no amplificar las señales: adaptación de las señales; daño tóxico y supresión activa de la señal (21).

LA NECESIDAD DE INTEGRIDAD CEREBRAL PARA LA AUTO-COGNICIÓN.

La auto cognición es una propiedad emergente del cerebro humano. Los circuitos cerebrales que generan este tipo de conocimiento son múltiples y multidimensionales en sus propiedades físicas y funcionales. Esta certeza está justificada por los miles de reportes sobre accidentes en donde las víctimas sobrevivieron.

Además de esos circuitos, se requiere que estos estén trabando en su estado máximo de eficacia, para la cual se requiere de una regulación o afinación de la sinapsis. Tenemos evidencias de que el sueño tiene un impacto sobre la sinaptogénesis. Este es el proceso en el que se hace nuevas conexiones entre las neuronas. Pequeños botones, llamados espículas, sufren modificaciones durante esta fase del dormir.

Esta hipótesis ha sido desarrollado por Giulio Tononi y Chiara Cirelli (27,28), que proponen que una de las funciones del sueño de ondas lentas, es decir la fase en donde hay menos actividad cerebral, pero sobre todo cortical, es cuando, después de una vigilia prolongada, en la que se han creado nuevas sinapsis, y un incremento de la red nerviosa. El sueño de ondas lentas, es una actividad que se observa en el EEG con ondas de 0.5 a 4.5 Hz. Esta fase del sueño, se regula en función de la calidad de la vigilia previa (hipótesis del tipo de la homeostasis: a mayor cantidad de vigilia mayor calidad de sueño, esto es aumento de ondas lentas). La vigilia está asociada a un estado de potenciación y utilización de la sinapsis, mientras que en el sueño de ondas lentas se busca una recuperación que en términos bioquímicos a nivel de la sinapsis es bajar la densidad de los receptores y recuperar su afinidad por sus ligando.

El sueño es entonces, una función que tiene como una de sus metas el regular el proceso plástico cerebral. Sin embargo, la corteza cerebral no puede estar inactiva por periodos largos, ya que se crea una dificultad en la activación ulterior. Esta seria una de las funciones del sueño de movimientos oculares rápidos o sueño MOR, activar periódicamente a lo largo del sueño (cada 90 a 120 minutos) a la corteza cerebral.

El sueño de ondas lentas o estadio III, en el humano tiene como una característica el poseer poca actividad mental, por lo menos al despertar a personas en esta fase del sueño, no es común que reporten estar ensoñaciones, se muestran confusos y esta es la fase en la que los niños presentan terrores nocturnos y sonambulismo. La persona puede incluso, no recordar al día siguiente que se le despertó en sueño delta. Un grupo de investigadores encontró que la corteza cerebral, parece estar fragmentada en el sueño de ondas lentas. Ellos utilizaron la estimulación transcraneal magnética, aplicada a la zona pre-motora (área 6) y la actividad EEG se registró con la técnica de alta densidad de electro encefalografía. En estado de despierto, los sujetos voluntarios estimulados, en la zona frontal generaban corrientes que llevaban a cambios a diferentes áreas de la corteza, ipsi y contralaterales, sin embargo, en sueño de ondas lentas no se da esa conectividad, el estimulo magnético transcraneal, se detiene en el sitio en donde se administra, por lo que se supone que puede estar ocurriendo una parcelación o pérdida de la continuidad cortical. En el sonambulismo pero sobre todo en los terrores nocturnos el niño de incorpora gritando, con manifestaciones neurovegetativas intensas, de tipo sudoración, palidez, midriasis, y no reconoce a sus familiares, y ante un espejo no se reconoce a si mismo, condición que refuerza la idea de al continuidad cortical como un elemento clave en la auto cognición (20).

La sinapsis, el paradigma de la investigación en neurociencias clínica está dando ya paso a un concepto más holístico, el nombrado CONECTOMA, y que sería una manera organizada en la que diferentes neuronas conforman circuitos con unas funciones específicas. Una neurona y la complejidad de sus sinapsis, no son aún un terreno útil para explicar los aspectos cognitivos en la dimensión de la conducta humana, entonces el sistema de funcionamiento para cuestiones tan complejas como el auto reconocimiento debe de estar utilizando una serie de circuitos, que esperan ser descubiertos en las próximas décadas (26).

Por circuitos neuronales, nos referimos a un conjunto de células nerviosas que están acopladas para una o mas funciones. El concepto de conectoma, implica unidades discretas de funcionamiento neuronal acoplado (26).

Uno de estos circuitos se ha desarrollado en gran parte en el laboratorio de Celada del grupo de Frances Arigas (8) en el Instituto de Investigaciones Biomédicas de Barcelona.

¿ESTAMOS ENCERRADOS EN NUESTRO CEREBRO?

Esta pregunta no tiene la intensión de caer en una dimensión de lo propuesto por el Obispo George Berkeley, en donde no hay nada afuera de lo que pienso (para él no hay ni cerebro). La propuesta se fundamenta en los aspectos ya mencionados:

1- Algunas zonas del cerebro se adelantan en actividad incluso al proceso de la conciencia de que voy a llevar a cabo algo, como ya se ha mencionado previamente en el caso del área pre-motora, y quizás otras áreas (31, 23).

2. Hay una serie de "mapas" senso-perceptivos y motores (homúnculos) que guardan una proporción directa la grado de información que llega (aferencias sensoriales – mayor tamaño en regiones de la palma de la mano) o de la complejidad de las pautas motoras (mayor tamaño del mapa en regiones del dedo pulgas, lengua, faringe). Estos mapas despliegan una imagen de mi mismo que sería la autopercepción, que forma parte de la auto conciencia (22).

3. Algunas zonas de la corteza cerebral son más relevantes para este fenómeno, por ejemplo la corteza visual y la corteza de asociación llamada parieto – temporo – occipital (22).

4. Algunos fenómenos de auto percepción están dislocados en condiciones normales como puede ser el caso de la autoscopía cuando dormimos, en los llamados sueños lúcidos ("Lucid dreams") – Las personas se percatan de que sueña, y se ven como una persona independiente de ellos. Esta claridad de

lo reportado se ha relacionado con la alta densidad de actividad alfa dentro del las épocas de sueños MOR (29).

5. La imagen que tenemos de nuestro parecido externo puede no ser equivalente en algunos aspectos al del resto de las personas que nos rodean. Existe un sesgo de nuestra parte hacia nosotros mismo, casi siempre positivo (sobre valoran). Algunos casos extremos entre nuestra apariencia externa e interna (cerebral), se observan en la anorexia nerviosa (se auto perciben gordas, aún cuando la báscula les dice que tienen un peso insuficiente; los obesos que no se ven "tan gordos" y formas más extremas como el paciente que vive atormentado por que una región de su cuerpo, en especial su cara tiene una zona deforme (que sólo percibe la persona), el caso de senos mas grandes o mas pequeños es común como queja de asimetría corporal (Este problema reconoce con el nombre de dismorfofóbias, o sea medio a las deformaciones (1).

LA AUTO-COGNICIÓN

La auto-cognición Es una propiedad emergente de los cerebros humanos sanos. La implementación de esta función adaptativa es espontánea y generalmente transparente en los sujetos. El cerebro tiene una serie de circuitos que se utilizan para el aprendizaje y el conocimiento acerca de si mismo y esos circuitos son multidimensionales y sus cogniciones entre si son muy complejas, sin embargo la integración de varias etapas de conocimiento a lo largo de la evolución, dio como resultado diferentes niveles de funcionamientos cerebral (22).

El estudio formal de los mecanismos de la auto cognición es una investigación sistemática en donde se trata de descubrir cuales son los circuitos que son determinantes para este tipo de función. La información básica acerca de los mecanismos que están involucrados en esta función se han obtenido del análisis de la función cerebral adapta o en procesos patológicos como son los accidentes o enfermedades, también con animales experimentales en donde se desarrollaron modelos que tienen una similitud a lo que se podría llamar una auto cognición (principalmente en primates superiores). Esta línea de investigación debe proporcionar una base sólida para el entendimiento del cómo se origina la auto cognición en el cerebro humano.

¿NOS REPRESENTA EL CEREBRO?

¿Por qué se sigue manteniendo la postura que el cerebro representa el mundo? ¿Podría haber otra forma de trabajo del cerebro que no fuera representaciones, mapas, claves? La misma discusión se puede articular respecto al problema de las ideas, pensamientos, conceptos, símbolos y otras actividades en el área de lo mental. La representación es un tema de moda en el terreno de la cognición, por razones computacionales. Las operaciones cognitivas conjuntas, son el paradigma que más apoyan los modelos computacionales de la representación mental de los objetos (22).

NEUROBIOLOGÍA DEL SUEÑO, COMO UN EJEMPLO DEL FUNCIONAMIENTO MODULAR DEL SISTEMA NERVIOSO.

Los estados de vigilia se pueden dividir en tres fases: despierto, sueño sin movimientos oculares rápidos y sueño con movimientos oculares rápidos (sueño MOR) (18). Este último estadio de sueño fue descubierto apenas en 1952 por Aserinsky y Kleitman (1).

Esta división de los estados de sueño y vigilia está fundamentada en criterios neurofisiológicos, pero como veremos hay también fundamentos neuroanatómicos y de la misma actividad mental. El estar despierto, tampoco es una condición homogénea. Se está despierto atento, o sin atención. Lo mismo se puede decir del sueño son movimientos oculares (Sueño NoMOR), que presenta en el ser humano cuatro estadios, que van desde la somnolencia (estadio I) hasta el sueño profundo o sueño delta (fase III). Finalmente el sueño MOR tiene fases con movimientos rápidos de los ojos, y fases sin que esto ocurra, (18).

El sueño MOR inicia después de un periodo de 90 a 120 minutos de sueño NoMOR (19), lo mismo que se sabe, que para que se tenga una duración adecuada de sueño NoMOR se requiere de una buena calidad del estar despierto, de tal forma que se puede afirmar que una fase de sueño depende de una serie de eventos que ocurren en las fases previas.

En la actualidad se tienen identificados algunos de los eventos neurobioquímicos y anatómicos en cada una de estas fases, las cuales se sincronizan a nivel del núcleo supraquiasmático, y en general en el diencéfalo es donde se orquesta la sincronía de las diferentes etapas del sueño. La etapa inicial de sueño, podría decirse que corresponde a la somnolencia, esta fase corresponde a un estado conductual, en donde la persona está parcialmente conectada a lo que le rodea, pero con un estado de quietud y si es el momento adecuado, es la fase I que se consolida, esta es el inicio del sueño NoMOR. El sistema de neurotransmisión que mas se ha vinculado a estas fases es el de la adenosina. Esta sustancia es un puente metabólico entre la baja del glucógeno cerebral y la inducción de sueño. Los receptores de adenosina, A1 y A2, están ampliamente distribuidos en diencéfalo y tallo cerebral. Una de las regiones en donde tiene relevancia este sistema. Es la llamada área ventral lateral pre óptica (VLPO), ya que en esta zona se ha demostrado está activa cuando se presenta la fase de sueño NoMOR, para lo cual se ha propuesto que al activarse la VLPO, esta zona "apaga", los núcleos que están involucrados con el estar despierto a través de vías que funcionan con el ácido gama amino butírico (GABA). Estos núcleos son el : Núcleo posterior del hipotálamo (histaminérgico); locus coeruleus (noradrenérgico); Núcleos del rafe dorsal (serotonérgicos); hipotálamo latera y fornix (hipocretinas); núcleos latero dorsal tegmental (LDT) y núcleo pedúnculo pontino (PPT).

El hecho de que el sistema que funciona con GABA sea el ejecutor de esto, explica el que las benzodiacepinas sean eficaces como inductores de sueño. Pero al mismo tiempo no promueven el sueño de ondas lentas, porque no es un mecanismo que puedan modificar debido a su perfil farmacocinético (20, 22-25).

La amplitud de las ondas del EEG va aumentando en la medida que la persona va de somnolencia a fases III y IV, también llamadas sueño delta. En esta fase ondas delta del sueño NoMOR, hay un periodo en donde todas funciones biológicas bajan: hay relajación de los músculos, baja en la frecuencia cardiaca; lo mismo que decae la temperatura corporal. En el pasado se pensaba que en esta fase las personas tenían un silencio de la actividad mental. Sin embargo, en la actualidad sabemos que hay un tipo de actividad mental, que se evoca como fotografías fijas y sin ilación, pero pocas veces hay diálogo o continuidad histórica,. En este sentido se parecen al pensamiento obsesivo. En el sueño MOR, ocurre todo lo contrario. En esta fase la corteza cerebral está activa, se tienen fenómenos oníricos típicos, es decir un tipo de episodio psicótico, ya que durante el sueño, como en la vida real, se cree todo lo que se mira, por muy absurdo que parezca. Es similar a un episodio psicótico porque las personas al creerse lo soñado, actúa en consecuencia en sus sueños.

¿Qué sucede en las ensoñaciones? Evolutivamente se ha preservado esta actividad ¿Tiene alguna función dentro del aparato cognoscente.?

Al respecto se proponen tres posturas que pueden ser inclusivas:

a. La actividad onírica como preparación para la función predictiva del cerebro en un tipo de realidad virtual sin eventos externos que creen un fenómeno agregado. En apoyo a esto se tienen evidencias de que personas con una serie de demandas vitales desarrollan un aumento en la intensidad de los movimientos oculares, durante el sueño MOR (esto es un aumento del número de movimientos de los ojos por minuto del sueño MOR. Personas sometidas a situaciones de apremio existencial, que estuvieron en conflictos bélicos, violadas, asaltos, accidentes, etcétera. Tienden a desarrollar una situación clínica conocida como Trastorno por Estrés Postraumático (TEP), que cursa con fenómenos de evocación diurna, pero además ensoñaciones del evento, los cuales van disminuyendo en la medida que el paciente mejora. Se ha propuesto que la evocación en sueño MOR del evento traumático podría ser como una auto-exposición graduada, que dará como resultado una extinción de la respuesta catastrófica.

b. La actividad onírica como un depurador de la relevante. Esto fue propuesto por James Crick (el premio Nobel por el descubrimiento de la cadena helicoidal del DNA, junto con James Watson y Rosalind Franklin). El olvido como una necesidad de espacio, en un cerebro que no es ilimitado. Esta misma propuesta en la literatura ya había sido contemplada por Borges en su cuento "Funes el memorioso". No es en si que el soñar consolida la memoria, pero si evidencia un componente emotivo de lo soñado.

c. La actividad onírica como actividad mental sin dirección o funcionamiento cerebral básico. Sin una función pero con un efecto detectado. A este respecto se ha utilizado el símil de los ruidos cardiacos. ¿Tienen alguna función? Ninguna para el propio corazón, o el organismo como un todo. No se piense que la función de los ruidos cardiacos, el abrir y cerrar de válvulas sirva para que el cardiólogo dictamine sobre el estado de salud o enfermedad de este órgano. Pues así se piensa que en el sueño hay actividad mental que es un tipo de ruido neuronal. Las actividad eléctrica de las onda PGOs, que van del tallo cerebral a las áreas visuales, emotivas y viscerales, es aleatoria, y por lo tanto la serie de imágenes que se forman al colisionar PGOs y neuronas corticales. Se forma un una imagen como si se tratara de una diapositiva. Esos es todo en esencia. Ahora bien si a cualquier persona se le sienta ante una pantalla y se le administran imágenes por 30 minutos de manera continua, se le pide que narre lo visto en la pantalla. Lo hace de manera efectiva, con contribución a lo que cuenta con aspectos biográficos. Sin embargo, cuando estamos en sueño delta, la corteza cerebral se fragmenta de manera funcional, de tal forma que hay una continuidad y coherencia

REFERENCIAS BIBLIOGRÁFICAS

1. Alvaro LC: Hallucinations and pathological visual perceptions in Maupassant's fantastical short stories--a neurological approach. J Hist Neurosci., 14:100-115, 2005

2. Berkeley G. Principios del conocimiento humano. Editorial Losada. Buenos Aires, 1939.

3. Boussaoud D: [The planning of action: can one separate attention from intention?]. Med Sci (Paris), 19:583-591, 2003

4. Boussaoud D: Attention versus intention in the primate premotor cortex. Neuroimage., 14:S40-S45, 2001

5. Bueno G. La función actual de la ciencia. Universidad de Las Palmas de Gran Canaria, Conferencia, Las Palmas 1995.

6. Bunge M. Epistemología-4ª Edición. México. Siglo XXI Editores, 2004.

7. Cassirer E. El problema del conocimiento. Fondo de Cultura Económica, México Tomo I, pág: 7-62. 1979.

8. Celada P. Puig MV, Casanovas JM, Guillazo G, Artigas F. Control of dorsal raphe serotonergic neurons by the medial prefrontal cortex: Involvement

of serotonin-1A, GABA(A), and glutamate receptors. J. Neurosci, 21: 9917-9929, 2001.

9. David AS: "To see ourselves as others see us". Aubrey Lewis's insight. Br J Psychiatry, 175: 210-216, 1999.

10. Dening TR, Berrios GE: Autoscopic phenomena. Br J Psychiatry, 165:808-817, 1994.

11. Giovanni Reale, Dario Antiseri. Historia del Pensamiento Filosófico y Científico. Editorial Herder, Madrid España. Tomo III, 1988.

12. Grotstein JS: Autoscopy: the experience of oneself as a double. Hillside J Clin Psychiatry, 5:259-304, 1983.

13. Herder, J. G.. "Abhandlung ubre den Ursprung der Spranche"1772.

14. Hume D. Investigación sobre el conocimiento humano. Alianza Editorial. Edición de Bolsillo, Madrid, 1980.

15. Johnson SC, Baxter LC, Wilder LS, Pipe JG, Heiserman JE, Prigatano GP: Neural correlates of self-reflection. Brain, 125:1808-1814, 2002.

16. Jones I, Blackshaw JK: An evolutionary approach to psychiatry. Aust N Z J Psychiatry, 34:8-13, 2000.

17. Kant E. Crítica de la razón pura. Losada Buenos Aires, 2003.

18. Locke J. Ensayo sobre el entendimiento humano. Fondo de Cultura Económica, México, 1982.

19. Manschreck TC, Kleinman AM: Psychiatry's identity crisis: a critical rational remedy. Gen Hosp Psychiatry, 1:166-173, 1979.

20. Massimini M, Farrarelli F, Huber R, Esser SK, Singh H, Tononi G: Breakdown of cortical effective connectivity during sleep. Science 309:2228-2232, 2006.

21. Miller L: Brain and self: toward a neuropsychodynamic model of ego autonomy and personality. J Am Acad Psychoanal., 19:213-234, 1991.

22. Noë A. "Action in Perception." The MIT Press, Cambrudge, USA. 2004.

23. Ogilvie RD, Hunt HT, Tyson PD, Lucescu ML, Jeakins DB: Lucid dreaming and alpha activity: a preliminary report. Percept Mot Skills, 55:795-808, 1982.

24. Piaget J. The Early Growth of Logic in the Child, Routlefge. United Kingdom. 1999.

25. Shibasaki H, Hallett M: What is the Bereitschaftspotential? Clin Neurophysiol 2006 (in press)

26. Sporns O, Tononi G, Kotter R: The human connectome: a structural description of the human brain. PLoS Comput Biol., 1:e42 – e47, 2005

27. Tononi G, Cirelli C: Sleep function and synaptic homeostasis. Sleep Med Rev., 10:49-62, 2006.

28. Tononi G, Cirelli C: Some considerations on sleep and neural plasticity. Arch Ital Biol., 139:221-241, 2001

29. Veggi AB, Lopes CS, Faerstein E, Sichieri R: [Body mass index, body weight perception and common mental disorders among university employees in Rio de Janeiro]. Rev Bras Psiquiatr., 26:242-247, 2004.

30. Viamontes GIBBD, Villemure JG, Viamontes J: Self-Awareness Deficits in Psychiatric Patients. Neurobiology, Assessment, and Treatment. W.W..Norton, 2004.

31. Wise SP, Weinrich M, Mauritz KH: Motor aspects of cue-related neuronal activity in premotor cortex of the rhesus monkey. Brain Res; 260:301-305, 1983

32. Aserinsky E, Kleitman N: Regularly occuring periods of eye motility and concomitant phenomena during sleep. Science 1953; 118273-274

33. Jones BE: Basic mechanisms of sleep-wake states., in Principles and Practice of Sleep Medicine. Edited by Kryger MH, Roth T, Dement WC. Phikadelphia, Elsevier Saunders, 2006, pp 136-153.

34. Landau ME, Maldonado JY, Jabbari B: The effects of isolated brainstem lesions on human REM sleep. Sleep Med 2005; 6(1):37-40

35. Landau ME, Maldonado JY, Jabbari B: The effects of isolated brainstem lesions on human REM sleep. Sleep Med 2005; 6(1):37-40

36. Lee L, Harrison LM, Mechelli A: A report of the functional connectivity workshop, Dusseldorf 2002. Neuroimage 2003; 19457-465

37.   Mahowald MW, Schenck CH: Non-rapid eye movement sleep parasomnias. Neurol Clin 2005; 231077-1106

38.   Mahowald NW, Schenck CH: Insights from studying human sleep disorders. Nature 2005; 4371279-1285

¿NOS REPRESENTA EL CEREBRO?

¿Por qué se sigue manteniendo la postura que el cerebro representa el mundo? ¿Podría haber otra forma de trabajo del cerebro que no fuera representaciones, mapas, claves? La misma discusión se puede articular respecto al problema de las ideas, pensamientos, conceptos, símbolos y otras actividades en el área de lo mental. La representación es un tema de moda en el terreno de la cognición, por razones computacionales. Las operaciones cognitivas conjuntas, son el paradigma que más apoyan los modelos computacionales de la representación mental de los objetos.

Neurobiología del sueño, como un ejemplo del funcionamiento modular del sistema nervioso.

Los estados de vigilia se pueden dividir en tres fases: despierto, sueño sin movimientos oculares rápidos y sueño con movimientos oculares rápidos (sueño MOR). Este último estadio de sueño fue descubierto apenas en 1952 por Aserinsky y Kleitman.

Esta división de los estados de sueño y vigilia está fundamentada en criterios neurofisiológicos, pero como veremos hay también fundamentos neuroanatómicos y de la misma actividad mental. El estar despierto, tampoco es una condición homogénea. Se está despierto atento, o sin atención.

Lo mismo se puede decir del sueño son movimientos oculares (Sueño NoMOR), que presenta en el ser humano cuatro estadios, que van desde la somnolencia (estadio I) hasta el sueño profundo o sueño delta (fases III y IV). Finalmente el sueño MOR tiene fases con movimientos rápidos de los ojos, y fases sin que esto ocurra.

El sueño MOR inicia después de un periodo de 90 a 120 minutos de sueño NoMOR, lo mismo que se sabe, que para que se tenga una duración adecuada de sueño NoMOR se requiere de una buena calidad del estar despierto, de tal forma que se puede afirmar que una fase de sueño depende de una serie de eventos que ocurren en las fases previas.

En la actualidad se tienen identificados algunos de los eventos neurobioquímicos y anatómicos en cada una de estas fases, las cuales se sincronizan a nivel del núcleo supraquiasmático, y en general en el diencéfalo es donde se orquesta la sincronía de las diferentes etapas del sueño. La etapa inicial de sueño, podría decirse que corresponde a la somnolencia, esta fase corresponde a un estado conductual, en donde la persona está parcialmente conectada a lo que le rodea, pero con un estado de quietud y si es el momento adecuado, es la fase I que se consolida, esta es el inicio del sueño NoMOR. El sistema de neurotransmisión que más se ha vinculado a estas fases es el de la adenosina. Esta sustancia es un puente metabólico entre la baja del glucógeno cerebral y la inducción de sueño. Los receptores de adenosina, A1 y A2, están ampliamente distribuidos en diencéfalo y tallo cerebral. Una de las regiones en donde tiene relevancia este sistema. Es la llamada área ventral lateral preoptica (VLPO), ya que en esta zona se ha demostrado está activa cuando se presenta la fase de sueño NoMOR, para lo cual se ha propuesto que al activarse la VLPO, esta zona "apaga", los núcleos que están involucrados con el estar despierto a través de vías que funcionan con el ácido gama amino butírico (GABA).   Estos núcleos son el : Núcleo posterior del hipotálamo (histaminérgico); locus coeruleus (noradrenérgico); Núcleos del rafé dorsal (serotonérgicos); hipotálamo latera y fornix (hipocretinas); núcleos latero dorsal tegmental (LDT) y núcleo pedúnculo pontino (PPT).

El hecho de que el sistema que funciona con GABA sea el ejecutor de esto, explica el que las benzodiacepinas sean eficaces como inductores de sueño. Pero al mismo tiempo no promueven el sueño de ondas lentas, porque no es un mecanismo que puedan modificar debido a su perfil farmacocinético.

La amplitud de las ondas del EEG va aumentando en la medida que la persona va de somnolencia a fases III y IV, también llamadas sueño delta. En esta fase ondas delta del sueño NoMOR, hay un periodo en donde todas funciones biológicas bajan: hay relajación de los músculos, baja en la frecuencia cardiaca; lo mismo que decae la temperatura corporal. En el pasado se pensaba que en esta fase las personas tenían un silencio de la actividad mental. Sin embargo, en la actualidad sabemos que hay un tipo de actividad mental, que se evoca como fotografías fijas y sin ilación, pero pocas veces hay diálogo o continuidad histórica, En este sentido se parecen al pensamiento obsesivo. En el sueño MOR, ocurre todo lo contrario. En esta fase la corteza cerebral está activa, se tienen fenómenos oníricos típicos, es decir un tipo de episodio psicótico, ya que durante el sueño, como en la vida real, se cree todo lo que se mira, por muy absurdo que parezca. Es similar a un episodio psicótico porque las personas al creerse lo soñado, actúan en consecuencia en sus sueños. Estudios con el equipo de

¿Qué sucede en las ensoñaciones? Evolutivamente se ha preservado esta actividad ¿Tiene alguna función dentro del aparato cognoscente.?

Al respecto se proponen tres posturas que pueden ser inclusivas:

a. La actividad onírica como preparación para la función predictiva del cerebro en un tipo de realidad virtual sin eventos externos que creen un fenómeno agregado. En apoyo a esto se tienen evidencias de que personas con una serie de demandas vitales desarrollan un aumento en la intensidad de los movimientos oculares, durante el sueño MOR (esto es un aumento del número de movimientos de los ojos por minuto del sueño MOR. Personas sometidas a situaciones de apremio existencial, que estuvieron en conflictos bélicos, violadas, asaltos, accidentes, etcétera. Tienden a desarrollar una situación clínica conocida como Trastorno por Estrés Postraumático (TEP), que cursa con fenómenos de evocación diurna, pero además ensoñaciones del evento, los cuales van disminuyendo en la medida que el paciente mejora. Se ha propuesto que la evocación en sueño MOR del evento traumático podría ser como una auto-exposición graduada, que dará como resultado una extinción de la respuesta catastrófica.

b. La actividad onírica como un depurador de la relevante. Esto fue propuesto por James Crick (el premio Nobel por el descubrimiento de la cadena helicoidal del DNA, junto con James Watson y Rosalind Franklin). El olvido como una necesidad de espacio, en un cerebro que no es ilimitado. Esta misma propuesta en la literatura ya había sido contemplada por Borges en su cuento "Funes el memorioso". No es en sí que el soñar consolida la memoria, pero si evidencia un componente emotivo de lo soñado.

c. La actividad onírica como actividad mental sin dirección o funcionamiento cerebral básico. Sin una función pero con un efecto detectado. A este respecto se ha utilizado el símil de los ruidos cardiacos. ¿Tienen alguna función? Ninguna para el propio corazón, o el organismo como un todo. No se piense que la función de los ruidos cardiacos, el abrir y cerrar de válvulas sirva para que el cardiólogo dictamine sobre el estado de salud o enfermedad de este órgano. Pues así se piensa que en el sueño hay actividad mental que es un tipo de ruido neuronal. La actividad eléctrica de las ondas PGOs, que van del tallo cerebral a las áreas visuales, emotivas y viscerales, es aleatoria, y por lo tanto la serie de imágenes que se forman al colisionar PGOs y neuronas corticales. Se forma un una imagen como si se tratara de una diapositiva. Esos es todo en esencia. Ahora bien si a cualquier persona se le sienta ante una pantalla y se le administran imágenes por 30 minutos de manera continua, se le pide que narre lo visto en la pantalla. Lo hace de manera efectiva, con contribución a lo que cuenta con aspectos biográficos. Sin embargo, cuando estamos en sueño delta, la corteza cerebral se fragmenta de manera funcional, de tal forma que hay una continuidad y coherencia

TEORÍA DEL CONOCIMIENTO

La corriente filosófica que cuestiona que podamos conocer algo, se llama escepticismo. En un extremo está la teoría del idealismo que sostiene que nada existe fuera de mi (George Berkeley)[1], En su posición extrema, esto lleva a un sostiene un tipo de solipsismo: "nada existe fuera de mi propio ser, en un momento determinado". El mejor representante de esta postura es de René Descarte, "Cogito ergo sum" (pienso, luego existo) rescata por lo menos el hecho de que si dudo, por lo menos, en esto acto tengo una constatación de existir, para los escépticos eso fue válido como el argumento [2].

La postura racionalista parte de la suposición de conocimientos elementales, y que la razón los va consolidando para formar un todo. Este tipo de corriente del pensamiento para la obtención del conocimiento surge en Grecia y sus máximos exponentes son Platón y su maestro Sócrates. Los diálogos socráticos, son el ejemplo más acabado de este estilo de pensamiento de búsqueda del conocimiento. Los diálogos de Platón son 30, y en ellos se encuentra el paradigma de este tipo de instrumento para la obtención del conocimiento: Tesis, antítesis y síntesis [3].

La verdad es un concepto, que sirve como una meta, para aquellos que están interesados en buscarla. ¿Qué es la verdad?; ¿A que le llamamos verdad? Hay tres teoría distinta y complementarias de lo que llamamos verdad: La teoría de la coherencia; la teoría la consistencia con otras verdades; la teoría pragmática, y la teoría de la correspondencia. La teoría de la correspondencia sostiene que lo que hace una creencia verdad, es su coherencia con otras verdades[4]. Esto es, una creencia es verdadera cuando se inserta y forma parte de un sistema de verdades consistentes (Francis Bradley, Carl Gustav Hempel). Por supuesto que no hay una contradicción al decir que puede haber un conjunto de creencias falsas que son coherentes, de hecho así es como se arman las novelas de ciencia ficción como por ejemplo "El señor de los anillos"[5].

La teoría pragmática, sostiene que una verdad tiene además una utilidad dentro de la satisfacción de ciertas metas prácticas, en este punto el criterio de verdad tiene una conexión con la aplicación del conocimiento, por ejemplo en las recetas de cocina, los parámetros de tiempo de cocción y temperatura lleva a obtener metas claras como son el sabor, y el buen estado de los alimentos. La teoría de la correspondencia de la verdad, nos proporciona una conexión entre la realidad externa y la verdad como un concepto meramente mental William James, Principles of psychology (citado en [5])

La verdad, como meta, es difícilmente alcanzada, porque hay una decantación hacia los sistemas de creencia por fe, y porque se parte de principios que son meramente racionales. En el siglo XIX, este tipo de corriente fue severamente cuestionado.

La crisis de la epistemología ocurre por los siguientes factores:

1. El problema de la fundamentación. Las bases del conocimiento se asentaron sobre la razón, pero una serie de movimientos filosóficos y científicos del siglo XIX cuestionaron esta en cuanto a su objetividad y relativismo, entre otras cosas porque se descubrió el papel de lo irracional en nuestros procesos racionales. Algunos filósofos como Shopenhauer, y mas adelante Nietzche y Freud continuaron con el cuestionamiento de la base racional del conocimiento. Finalmente Kierkergaard, Heidegger y Sarte, sostiene que la razón es lo inauténtico.

2. Subjetivación de la razón. Lo anterior desvió hacia el empirismo, como la fuente primordial de la obtención de conocimientos, sin embargo como se verá más adelante, este método no es enteramente válido.

3. La teoría de la ciencia se ha propuesto acaparar a la epistemología y con ello crea un estado exagerado de la ciencia (cientificismos), sin que todo conocimiento

este en el terreno de lo científico, pero si en el del conocimiento común y útil.

4. Negación de otros aspectos que puedan contribuir al conocimiento como la ética y ideología

La perspectiva del empirismo.

Mientras que el empirismo, busca la comprobación mediante datos, experimentos, contrastación de las hipótesis, y tiene un enfoque autocrítico y de renovación en función de lo que se va conociendo (Locke y Hume).

Los representantes del empirismo como Locke y Hume centraron su obra en tres cuestiones:

1. Mostrar el origen del conocimiento

2. Mostrar en que reside la verdad del conocimiento.

3. Mostrar los instrumentos del conocimiento.

La teoría del conocimiento, se encarga de resolver una serie de problemas relacionados al conocimiento, uno de esas preguntas, es: ¿Cuál es la correspondencia entre los objetos del mundo externo y los que produce la actividad del cerebro que llamamos mente?

¿Cuándo decimos que lo que pensamos del objeto es verdad? En la resolución de estas preguntas hay que citar a Bertrand Rusell, que decía que lo más que podemos decir es que hay una congruencia, entre los objetos y las creencias. Esta postura en la que se reducen los conceptos filosóficos a la probabilidad, y es para Mario Bunge , una forma de epistemología artificial, ya que la proposición de la que parten esta es falsa:

"Pero el principal defecto de todas estas tentativas de reducir conceptos filosóficos claves al de la probabilidad es que parte de un supuesto falso, a saber, el que se pueden asignar probabilidades o proposiciones. De hecho no hay modo (salvo por decreto arbitrario), de asignar probabilidades a proposiciones". Bunge [6]

La teoría del conocimiento proporciona actitudes críticas, que cuestionan los extremos del dogmatismo y el escepticismo.

Respecto a la postura de Husserl , en cuanto a que la actitud natural de apercibir los objetos es errónea, en base a no aceptar la oposición: instintos / razón. Es una poción a mi juicio superada porque no hay tal oposición. Los llamados "instintos animales", están igualmente presentes en el animal humano ("Homo Sapien") solamente modulados por aspectos culturales. Es posible, incluso, que las posturas "A priori" Kantiana estén representadas por esta serie de conductas innatas, llamadas instintos [7].

La adquisición de información no lleva necesariamente a un conocimiento, ya que esta nueva información (novedosa), tiene que integrarse a un cuerpo de conocimientos previos. Entonces el cerebro no está funcionando "en línea" con la realidad. Este órgano va unos milisegundos adelante. El conocimiento sería, entre otras cosas, un censor, o corrector, hasta donde esto es posible, de las predicciones que no se cumplen. Lo anterior es únicamente válido para la fase de estar despiertos, en donde la función de contrastar de la conciencia es muy frecuente. Por ejemplo, usted espera su turno en un banco en donde se le ha pedido su apellido, en los siguiente minutos, cualquier mención de un apellido que empiece, por ejemplo con las primeras letras de su nombre, lo puede confundir, hacer que responda como si hubiera escuchado su nombre, o lo mismo si espera a una persona en la multitud, puede creer reconocer a personas parecidas, con una falsa identificación. Durante el sueño, sobre todo el de movimientos oculares rápidos (MOR), se puede corroborar que hay una actividad endógena que no se contrasta con la experiencia (se tocará más adelante este punto).

La gnosología es una posición que sostiene que el conocimiento está relacionado con la interacción entre un objeto y el sujeto que está en la posición de conocer (Vg, Objeto cognoscente). Se puede utilizar la metáfora de una imagen cinematográfica, o de un objeto recreado por el cerebro, que no corresponde en mucho al objeto externo. Dos problemas que se observan de inmediato son: (1) La representatividad del objeto, por ejemplo en que zonas o estructuras del cerebro ocurren ese cambio de representación a moléculas, cargas iónicas, potenciales de acción; (2) La auto cognición, de quien percibe el objeto, esto es la capacidad de percatarse sobre lo que estoy vivenciando y saber que he aprendido, que estoy registrando, filtrando y rechazando. Estos temas ciertamente han preocupado a muchas corrientes filosóficas, además de la griega u occidental. Por ejemplo los ejercicios de meditación y de iluminación de las tradiciones religiosas budistas e hinduistas se mueven en esa dirección, con varios cientos de años de ventaja en relación a las culturas occidentales[5].

En el primer caso se ha propuesto como explicación un constructo básico de percepción llamado Qualia [8], una especia de conocimiento previo, que equivale a las formas elementales, o "A priori" de Emmanuel Kant. En el segundo caso el que exista una anatomía especial del aparato que se conoce así mismo como auto cognoscente. El estudio de la percepción de uno mismo, la auto cognición es un fenómeno complejo. Entre otras razones, porque utilizamos la auto cognición para estudiar el mismo fenómeno blanco, es decir el conocernos a nosotros mismos. Se ha tratado entonces de crear ciertas distancias del objeto de estudio, mediante métodos tomados de las ciencias: (1) A través del estudio de la evolución; (2) por el estudio de la ontogenia; (3) mediante las neuroimágenes; (4) Entender lo que ocurre en las personas que cursan con determinadas enfermedades en donde se altera la auto cognición, como son la esquizofrenia, el autismo, la epilepsia del lóbulo temporal, los estados disociativos, y otras condiciones por el estilo; (5) Los auto reportes, las novelas, los poemas, diarios (todos los documentos incruentos que exploran esta porción íntima y personal de cada sujeto [9].

Una definición de la auto cognición es difícil de exponer a estas alturas, quizás más adelanta podamos estructurar un concepto. Pero adelantaremos que se requiere de una nivel de conectividad de la corteza cerebral, entre si y con estructuras subcorticales, para poder tener auto conciencia. Por ejemplo en las fases de sueño III y IV, no hay una continuidad cortical, y tampoco una conciencia clara de los que hacemos, en caso de que se nos despierte en esta etapa del sueño.

En el niño esta condición de percatarse de si mismo aparece tardíamente, y va sufriendo una maduración. El primer paso es que pueda distinguir entre él/ella y su madre, para luego integrarse al medio ambiente. En los primeros días se tiene funciones de imitación facial muy limitadas, pero coherentes, sobre todo de caras de adultos cercanos, en especial la madre o nodriza, de la cual percibe incluso olores, temperatura, palabras. A los 9 meses ya puede verse en el espejo e identificarse como él/ella mismo. También puede identificar expresiones de otros y responder a ellas. Al año, equipara el llanto de otros niños y es una señal que activa el llanto en él, es posible que el grupo de las llamadas "neuronas en espejo", estén activas ya para estas edades. Estas son células que llevan a imitar expresiones y además a interconectarse con los otros, como animales sociales que somos. A los 18 meses ya reconoce su imagen en el espejo y puede entretenerse haciendo gestos frente a ella. A partir de los dos años se pueden seguir instrucciones y reglas de juegos colectivos elementales, aunque sanamente no siempre se aceptan las reglas [10].

A los cuatro años se percata que hay persona que opinan diferente y las acepta; después de los 5 años ya hay un buen dominio del lenguaje, que le permite generar un diálogo con si mismo. Es interesante destacar que es esta la edad en la que pueden hacer una narración en primera persona de lo que soñaron. Hasta antes de esto pueden hacer una narración pero es difícil que puedan identificar el sueño de lo que sucedió en días previos. Esto es reforzado por la prueba de la "creencia falsa" En donde se valora la capacidad para establecer una relación causa-efecto. Una persona mayor coloca una pelota en un escondite, enfrente de unos niños. Otra persona llega y mueve la pelota en una segunda posición. Al regresar la primera persona, y preguntar a los niños en donde debe de buscar la pelota, los niños menores de cuatro años dirán que en el primer sitio en donde esa primera persona la escondió. La relación es: persona con determinadas características dejó la pelota en espacio número uno, por lo tanto ahí debe de estar [10].

La auto cognición puede ser estimulada si se pide al niño que mantenga una conversación consigo mismo, por periodos cortos, por ejemplo de 10 a 30 minutos. Esto es sin embargo difícil antes de los cinco años, algunos niños utilizan al amigo o amigos imaginarios. Las lesiones de la zona órbitofrontal, dificulta en mucho esta meta-comunicación.

El lenguaje y el monólogo que se tiene con uno mismo son dos de los elementos que se estudian en el proceso del auto conocimiento. La estimulación y promoción del auto lenguaje, se ha propuesto como una estrategia de tipo terapéutica en algunos pacientes en donde hay dificultades de auto reconocimiento. De hecho, en la esquizofrenia, se supone que existen dificultades en esta área, ya que el enfermo no reconoce bien su pensamiento de su voz, a este fenómeno se le conoce en la clínica como pensamiento sonoro, y en una etapa más avanzada de la enfermedad es la base de las alucinaciones auditivas [11].

La auto cognición también abarca el cuerpo, aunque esto no ocurre de manera homogénea. Tenemos una noción de donde está nuestro cuerpo en el espacio y del estado de las diferentes partes del cuerpo, en especial de las que no ayudan a movernos. Este sentido especial se llama propiocepción, tiene dos modalidades: conciente e inconsciente. El primero me informa sobre el sitio en el cual coloco los dedos en las teclas, la presión que debo de ejercer en ellas. El segundo, le informa a la médula espinal de estado de semi-contracción o relajación de los músculos de mis dedos.

La función de auto cognición esta vinculada a diversos procesos, lo mismo que puede estar afectada por varias situaciones identificadas hasta ahora: anormalidades genéticas, destrucción o alteración de las vías o mapas cerebrales, desarrollo de conexiones dendríticas, conocidos en inglés como "pruning"; amplificación de las señales sensoriales excesivamente; no amplificar las señales: adaptación de las señales; daño tóxico y supresión activa de la señal .

1. Berkley, G., Treatise Concerning the Principles of Human Knowledge1710.
2. Descartes, R., Discours de la méthode pour bien conduire sa raison, et chercher la vérité dans les sciences1637, France.
3. Reale, G., Antiseri, D. , Historia del Pensamiento Filosófico y Cientíifico. Vol. 1. 1988, Barcelona: Herder. 75.
4. Godfrey-Smith, P., Theory and Reality: An Introduction to The Philosophy of Science. 2003, Chicago USA: The University of Chicago Press. 18.
5. Blackburn, S., Truth: A Guide.2005, London: Oxford.
6. Bunge, M., Epistemología 2004, México: Siglo XXi Editores.

7. Husserl, E., Ideas : General Introduction to Pure Phenomenology,1962, London: Collier-Macmillan.
8. Mizuno, Y., Kato, S., Mutoh, A., Itoh, H. A behavioral model based on meme and qualia for multi-agent social behavior in Advanced Information Networking and Applications, 2005. . 2005.
9. Churchland, P.S., What neurosciece tell us about morality2011, Princeton: Priceton Iniversity Press.
10. Piaget, J., Biología y Conocimieto1969, México: Siglo XXI.
11. Price, A.P., S., Rules and connections in human language. Trens in Neuroscience, 1988. 11.

ALTERACIONES DE LA AUTO COGNICIÓN

Anormalidades genéticas

La definición operativa de lo que es real, depende a fin de cuentas de un proceso central. Si los mapas cerebrales no existen o están con problemas de construcción, o conexión, el resultado será que la persona no podrá detectar lo mismo. En la dislexia, por ejemplo, hay un alineamiento aberrante de las neuronas que están en ciertas áreas de la corteza de la región del lóbulo temporal izquierdo. Esto es, un problema de circuitos con traducción conductual.

El autismo es una alteración que presenta alteraciones en los mapas cerebrales, sobre todo aquellos que tienen que ver con el contexto de las emociones, lenguaje, el razonamiento de símbolos, y la construcción de modelos de la realidad. El resultado final será una serie de incapacidades en la integración de las emociones, la integración social, la comunicación social y la selección de objetos de interés o para el desarrollo de ciertas actividades.

Las personas con autismo no son capaces de procesar sus propias emociones y esto les impide identificar las de otras personas. La realidad está expresada en nuestro cerebro en una serie de mapas. Sin mapas nada existe, esto es sin las zona en las que estos se gestaron y es que los mapas cerebrales no son una mera metáfora, tienen circuitos neuronales intercalados entre si, con trabajos en serie y en paralelo. Por otro lado si se tiene mapas, aún las cosas que no existen cobran relevancia, incluso molesta , por ejemplo el fenómeno del miembro fantasma doloroso, cuyo dolor persiste aún sin que exista la extremidad.

Las lesiones cerebrales, los accidentes vasculares cerebrales (embolias o trombos), devastan porque destruyen los mapas y sus conexiones. El síndrome de Capgras, se caracteriza por la de que personas significativas en nuestra vida, son impostores (aunque ellos son dobles exactos de la persona a la que supuestamente usurpan). Este síndrome tiene una falla en el auto cognición. Esto es frecuente que se presente en la esquizofrenia como parte de las ideas delirantes. También se ha observado en accidentes vasculares y traumatismos severos de cráneo. Hay una deficiencia en la memoria de reconocimiento, la cual es atribuida al objeto externo (familiar) y no a un problema de auto-percepción.

El exceso o deficiencias de las conexiones (pruning), puede crear poca especificidad en el manejo de la información. La falla en la corteza dorsolateral prefrontal se involucra en las alteraciones ejecutivas que se observan en la esquizofrenia. En esta corteza se mantienen una serie de mecanismos como son la de persistir en metas, dirección de conductas o lenguaje.

Algunos modelos animales de lesión de la corteza dorsolateral se han obtenido por daños de la corteza del hipocampo en ratas recién nacidas. El hipocampo es una estructura del lóbulo temporal que se ha vinculado a aspectos de la memoria, y que coloquialmente se ha comparado al disco duro.

La amplificación de la señal sensorial puede llevar a cambios de tipo mal-adaptivos, por ejemplo estados de ansiedad, detectar deformaciones inexistentes del cuerpo (trastorno disfórico corporal). En este último, la persona se puede quejar de que, por ejemplo, su cara está deforme, que su nariz está con una deformación o desviación que por más que trata de describirla no es posible que se le detecte, o sin que esto pueda ser validado por el resto de las personas. Este es el caso también, de adolescentes con anorexia nerviosa, en donde se perciben como obesas. En el contexto de lo expuesto hasta aquí, bien se podría hablar de que en efecto hay una total incoherencia entre lo que una serie de personas ven.

La baja en la amplificación de las señales sensoriales puede dar lugar a que ciertos procesos no se puedan sostener en el tiempo, por ejemplo la atención. En el trastorno por atención deficiente hay un decaimiento de la señal, por lo que se tiende a buscar otra de tipo de señales novedosa que pueda sostenerse a lo largo del tiempo, por esto, las personas con TDA, son proclives a las emociones extremas, actividades temerarias, y a las sustancias adictivas de preferencia nicotina porque libera, entre otras cosas dopamina.

EL FENÓMENO DE LA AUTOSCOPÍA

La experiencia de verse, ya sea en el estado de dormido o en el estado de despierto es una experiencia inquietante, pero al mismo tiempo aleccionadora. La propuesta que se hace es que nuestra percepción de cómo somos en cuanto a lo físico es totalmente un funcionamiento cerebral, es decir somos, nos vemos y percibimos con un estado de sesgo o prejuicio. La auto imagen que tenemos de nosotros y de los demás no corresponde a los está en el exterior (29-30). Nelson y cols, describieron que la experiencia de cercanía a la muerte, como acompañada por autoscopía, similar a la que se observa en el sueño MOR. Su revisión titulada: ¿Es la experiencia de cercanía a la muerte explicada por los sistemas de alertamiento?

La autoscopía es una percepción en teoría son objeto nosotros mismos, casi una alucinación, lo que ocurre es que nos alucinamos de maneras muy diversas.

La experiencia de verse fuera del cuerpo (ya saber que somos nosotros mismos y al mismo tiempo percibirse como un espectador. Es a lo que se le conoce como autoscopía. En el sueño Hay por lo menos dos tipos de estos fenómenos: (a) Durante el sueño MOR y (b) fuera de este tipo de sueño. En el caso del sueño MOR la autoscopía es integrada dentro del campo de lo que se está soñando.

La experiencia de verse es una experiencia muy frecuente en la mitología, tradiciones populares y en experiencias espirituales. Una de las funciones en las cuales se reporta con más frecuencia la autocopia es el dormir. La experiencia en este sentido es anecdótica, y no existe un método confiable que permita su estudio.

La autoscopía ha sido estudiada más como un fenómeno parapsicológico, que como la suma de los mapas que el cerebro tiene de nosotros mismos. Por ejemplo, "la experiencia de cercanía de muerte" y fenómenos de experiencias de "estar fuera del cuerpo". Se le ha connotado como un fenómeno extraño, y también vinculado a una serie de alteraciones neuropsiquiátricas, como la epilepsia, narcolepsia y en formas de psicosis. En la narcolepsia, gran parte de los fenómenos alucinatorio tan vívidos, llamados alucinaciones hipnapómpicas e hipnagógicas, son situaciones en donde la persona se visualiza intentando avisar a la persona que duerme a un lado, de lo que le sucede

Sin embargo, todas los noches tenemos fenómenos de autoscopía durante las ensoñaciones, esto es ya sea que nos veamos como nosotros mismos, o como otras personas que asumimos somos, o inclusive animales. En este contexto no nos percatamos ni tampoco hay alarma, pero es una experiencia cotidiana. Si una función de la actividad onírica es recrear realidades virtuales, ciertamente somos los protagonistas.

La experiencia que es más angustiante es la de la autoscopía en la parálisis de sueño. Situación que se presenta como parte de la narcolepsia, y de manera aislada. Nuevamente la experiencia es mucho muy frecuente, en personas que se acuestan después de las dos o tres de la madrugada, en donde las latencias a sueño primero y luego a sueño MOR, hacen que se tenga la vivencia de la parálisis que corresponde a la atonta muscular que se tiene en sueño MOR, mas el componente alucinatorio. El tener sueño delta, como ya se ha comentado permite bajar la intensidad de la vivencia de lo que se sueña, si por el contrario se tiene sueño MOR de una latencia muy corta, por ejemplo 10 minutos después de haberse quedado dormido, la vivencia es muy intensa, al grado que se puede estar totalmente convencido que lo soñado es cierto. La autoscopía en esos casos es parcial, uno ve su brazo, que se estira en búsqueda de la pareja, además pensamos que le vamos a pedir que nos sacuda, que nos despierte

En dos experimentos similares pro efectuados en dos laboratorios de neurocognición, se hizo la inducción de autoscopía en personas voluntaria sanas despiertas. Para esto se colocaron lentes con pantallas tridimensionales, del tipo de los juegos de realidad virtual. En las pantallas se veía la espala de los sujetos experimentales, que se enfocaba desde dos cámaras situadas atrás de las personas. El investigador estimulo el esternón de los voluntarios con un objeto cilíndrico, al mismo tiempo que estos veían el objeto en la mitad de las dos cámaras. Cuando se preguntó a las personas en donde se encontraban físicamente al momento de la estimulación, se situaron en la parte posterior y veían a una persona como ellos, solo que por delante (ver figura 3)

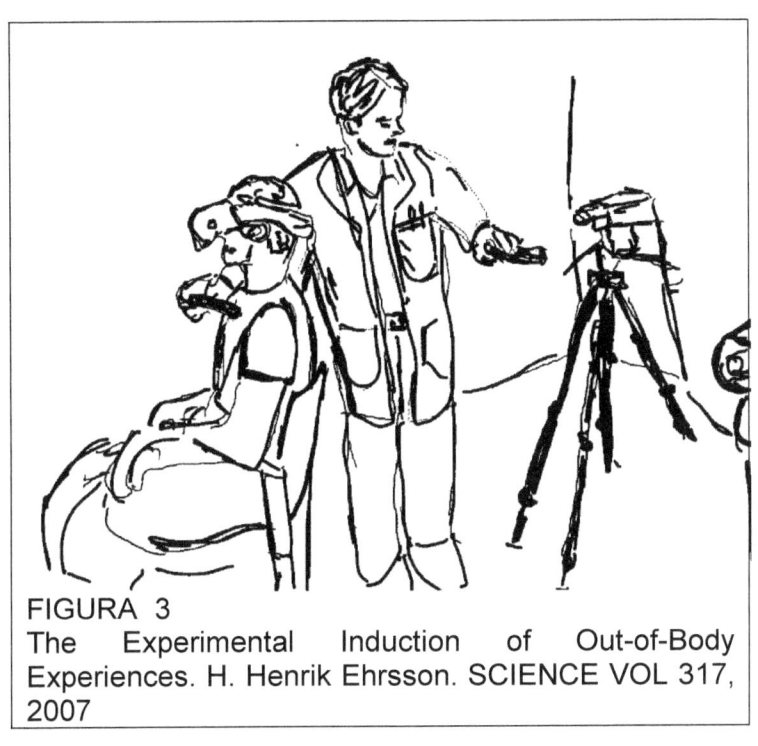

FIGURA 3
The Experimental Induction of Out-of-Body Experiences. H. Henrik Ehrsson. SCIENCE VOL 317, 2007

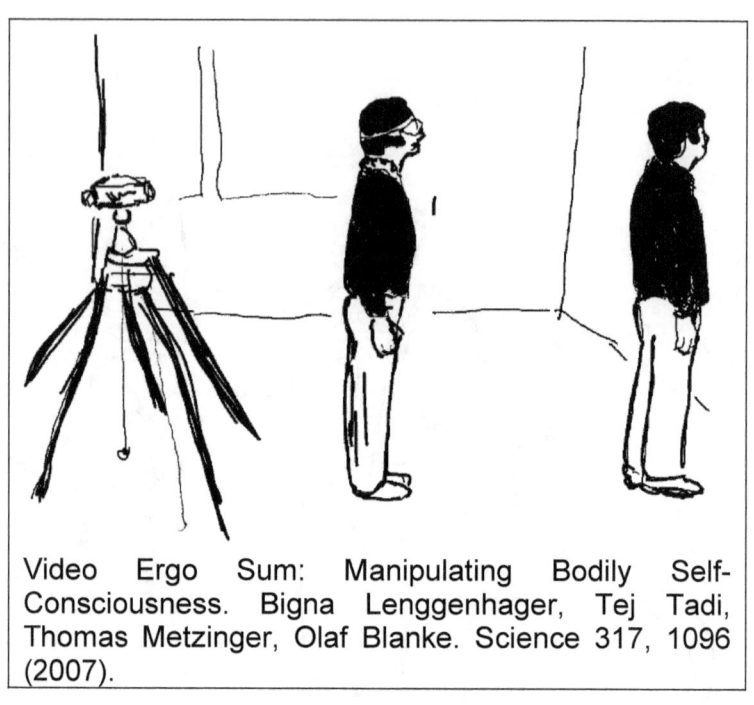

Video Ergo Sum: Manipulating Bodily Self-Consciousness. Bigna Lenggenhager, Tej Tadi, Thomas Metzinger, Olaf Blanke. Science 317, 1096 (2007).

II. NEUROBIOLOGIA DE LOS PROCESOS COGNITIVOS.

EL FUNCIONAMIENTO DE LA CORTEZA CEREBRAL.

Los cuerpos de las neuronas se concentran en capas o núcleos (cúmulos de neuronas, ubicados dentro del sistema nervioso central). Este conglomerado ocasiona la coloración diferente, ente los sitios con alta densidad de neuronas, y aquellos que tienen un predominio de fibras nerviosas. A los primeros se les conoce como sustancias gris (aunque en vivo sea más bien de color rosa oscuro); a la segunda, se le conoce cómo la sustancia blanca, (aunque sea de un color marrón claro).

La sustancias gris y blanca, cambian en el sistema nerviosos central, y esto va a depender del nivel en el que se estudia. En la médula espinal, por ejemplo, la sustancia gris está en la parte central, en donde se dibuja una gran letra ache, pero en los hemisferios cerebrales, la sustancia gris es la corteza cerebral, y desde ahí, se organiza mucho de lo que llamamos conciencia. Es por lo tanto vital, que tengamos una idea de cómo funciona.

La corteza cerebral es la responsable de gran parte de la planeación y ejecución de las acciones de la vida cotidiana, es la estructura de su tipo, la más evolucionada, formada por seis capas de células, que se organizan en columnas o cilindros, que serían como el equivalente a los chips, de una computadora, en donde hay cierta autonomía funcional, aunque el estar conectadas sea más bien la regla. También hay que comentar que la corteza cerebral no es homogénea, y que en algunas zonas sólo tiene tres capas. La corteza amplía su superficie, mediante una serie de surcos y circunvoluciones, con lo cual aumenta su capacidad para acomodarse en el poco espacio, es como colocar un mantel gigante en una caja pequeña. Sin embargo la corteza está organizada en columnas o módulos de ubicación vertical que permiten la localización de las diversas funciones cerebrales.

Morfológicamente los hemisferios cerebrales se dividen en cinco partes llamados lóbulos, los cuales reciben el nombre de los huesos debajo de los cuales se encuentran: (1) lóbulo frontal; (2) lóbulo parietal; (3) lóbulo temporal; (4) lóbulo occipital y (5) lóbulo de la Ínsula (localizado por dentro, entre los lóbulos temporal y parietal y la circunvolución del Cíngulo en la cara media de los hemisferios cerebrales) (ver figura 4).

Hemisferios	cerebrales

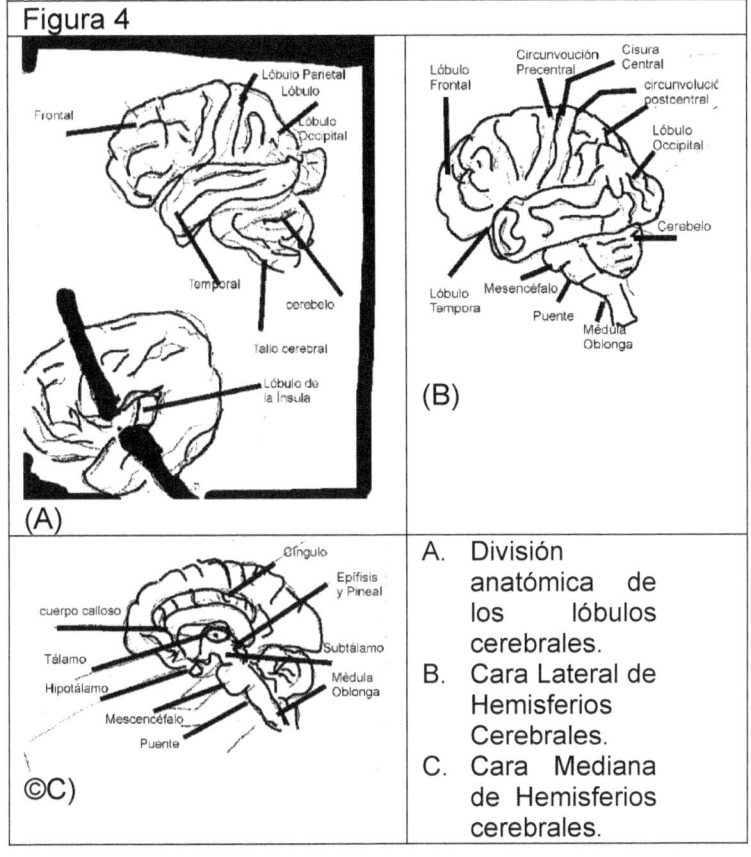

Figura 4

(A)

(B) División anatómica de los lóbulos cerebrales.

(C)

A. División anatómica de los lóbulos cerebrales.
B. Cara Lateral de Hemisferios Cerebrales.
C. Cara Mediana de Hemisferios cerebrales.

La frenología proponía ciertas estructuras u órganos independientes, los cuales tenían una serie de funciones asignadas, pero estas nunca se comprobaron que existieran en verdad. Sin embargo lo que persistió de la frenología fue la idea de la localización de las funciones cerebrales por regiones. En estudios posteriores tanto de neurofisiólogos y neurocirujanos, les permitieron la identificación de regiones con funciones específicas. Por un lado, está un grupo de áreas, a donde llegan las vías sensoriales, por lo que se les dio el nombre de áreas primarias, por ejemplo, el área somatosensorial 3,1,2 de la carta de Brodman, localizada en la circunvolución postcentral. Existen áreas secundarias y terciarias, que en el caso de la información sensorial, integran el proceso de la percepción, es decir ponen en contexto la información sensorial que llega, con la experiencia cotidiana de cada individuo.

Lo mismo ocurre con las áreas motoras, en donde las hay también primarias, de asociación o secundarias, pre-motoras, suplementarias, etcétera. Las neuronas de la corteza cerebral, se dividen en neuronas de proyección o interneuronas locales. Las neuronas de proyección tienen somas de forma piramidal, y se localizan en las capas III, V y VI, y utilizan como neurotransmisor al glutamato, el cual es excitador, estas células conectan área diversas de la corteza, de uno o ambos hemisferios. Las interneuronas forman redes entre ella y se comunican con el ácido gama amino butírico (GABA), son por lo tanto inhibitorias. Estas se encuentran en todas las capas de la corteza.

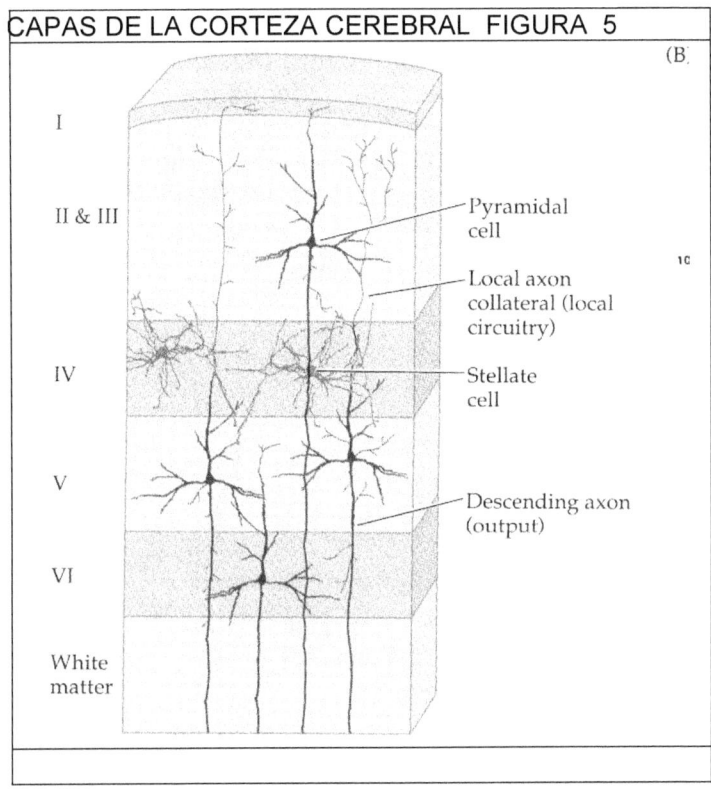

Áreas de la corteza cerebral.

Se han identificado tres áreas sensoriales primarias: la somatosensorial, la visual y la

109

auditiva. Hay áreas más pequeñas para las modalidades sensoriales como son el gusto, el olfato y la sensibilidad vestibular. También existen el área llamada motora principal y otras suplementarias y de coordinación de movimientos oculares (ver tabla 2). El resto de la neocorteza, son áreas diversas de asociación las cuales son relevantes para los aspectos de percepción y cognición.

ÁREAS PRIMARIAS Y DE ASOCIACIÓN DE LA CORTEZA CEREBRAL

Tabla 2

FUNCIÓN	LÓBULO	ÁREA DE RODMANN
Somática primaria Visual primaria Auditiva primaria	Parietal Occipital Temporal	1,2,3 17 41,42
Somática secundaria Visual secundaria Visual infero-temporal Auditiva secundaria	Parietal Occipital Temporal Temporal	2 18 21, 20 22
Áreas de asociación	Parietal,	39, 49, 19,

Parieto-temporo-occipital (Lenguaje e información sensorial diversa)	temporal, occipital	21, 22, 37.
	Prefrontal	Por delante de área 6
Frontal: para planear la ejecución motora y cognición Límbica: emoción y memoria.	Temporal, parietal, frontal	6
lotora Primaria	Frontal	4
Motora secundaria: premotoras y uplementarias	Frontal	6

REGIONES DE LA CORTEZA Y FUNCIONES

En la región parietal está el área somatosensorial primaria, que se localiza por detrás de la cisura central (área 3,1,2 de Brodmann), la estimulación de esta región produce sensaciones táctiles y de comezón en zonas específicas y bien delimitadas del cuerpo, pero también puede evocar respuestas motoras, debido a que hay una sobreposición de las áreas motoras y somatosensoriales.

La representación sensorial de las diferentes regiones del cuerpo, en esta región somatosensorial, es a lo que se le conoce con el nombre de homúnculo (Hombrecito), es una especie de mapa, deformado, por las diferencias que existen, en cuanto a la densidad de receptores por ejemplo de tacto, o de dolor. El mapa del cuerpo se presenta en el lado opuesto de donde se origina (la mitad del cuerpo del lado izquierdo está representada en el hemisferio derecho y viceversa) pero además el mapa del cuerpo esta con la cabeza abajo y los pies en la región superior. La faringe, lengua y maxilares se representan en la parte más ventral del área somestésica, seguida por la cara, mano, brazo, tronco y muslo, el área correspondiente para el resto de la pierna y perineo está en la extensión de la corteza somestésica en la superficie medial del hemisferio. Las áreas para cada parte del cuerpo están en proporción a la importancia sensorial, de tal forma que la lengua, por ejemplo tiene una distribución amplia, lo mismo que la mano, mientras que otras regiones como la espalda y pies tienen una representación mínima. Las áreas somestésicas secundarias o de asociación cuando están lesionadas, producen un defecto en la comprensión del significado de la información sensorial, que se conoce como agnosia, dependiendo de la extensión puede ser agnosia táctil, llamada astereognosia, la forma más extrema de este tipo de integración con áreas secundarias se llama negación cortical. La información sensorial si llega, pero no tiene ningún significado. Es como si de pronto, alguien entra a una sala de seminarios, en donde todos los que ahí están reunidos, hablan en ruso, y esa persona que acaba de entrar, no entiende una sola palabra de ese idioma. Si escuchará los sonidos que emiten las personas, pero no podrá darles un contexto adecuado.

El área visual primaria está en la parte posterior de los hemisferios, en el lóbulo occipital y está rodeando el surco calcarino. La corteza visual primaria corresponde a la 17 de Brodmann, y también se le conoce como el área estriada. La fibras que llegan a esta región, provienen del núcleo geniculado lateral del tálamo. La corteza visual secundaria o de asociación, rodea al área visual primaria (áreas 18 y 19 de Brodmann) (en el lóbulo occipital). La información visual proviene de retinas contra laterales, pero sólo la mitad de la retina llamada nasal (pos su cercanía a la nariz) de cada ojo. La otra retina, llamada temporal o externa, no se cruza, es decir que llega al lóbulo occipital del mismo lado.

Las áreas auditivas primarias (área acústica), está en la parte ventral del surco lateral (lóbulos parietal y temporal). Estas se corresponden a las áreas 41 y 42 de Brodmann. La principal fuente de aferencias es el cuerpo geniculado del tálamo. Las aferencias provienen del órgano de Corti de ambos oídos. El áreas del gusto está adyacente al área sensitiva general para la lengua, en el extremo inferior de la circunvolución post central y se extiende hacia la ínsula y el opérculo frontal (Área 43 de la carta de Brodmann). La olfacción llega a las regiones del uncus del hipocampo, al limen insular y al cuerpo amigdaloide subyacente. Algunas más terminan en el componente entorrinal, el cual es una región importante del sistema límbico. En animales con sensibilidad olfatoria elevada (macrosmáticos), está conexión activa funciones como la reproducción o aspectos relacionados a la pertenencia de un territorio.

La representación vestibular cortical, se ha trazado mediante estudios de estimulación eléctrica, y se ha podido distinguir una zona en el llamado lobulillo parietal inferior y en la región que corresponde a la cabeza de la banda sensorio motriz.

La corteza del lóbulo frontal presenta una serie de regiones motoras, además de otras funciones que se relacionan a las llamadas funciones mentales superiores o cognitivas complejas.

El área motora primaria se localiza por delante del surco central, y corresponde al área 4 de Brodmann, es una corteza gruesa, compuesta de manera preferente por neuronas piramidales. Las aferencias (vías que llegan) a esta área, provienen de otras regiones motoras y premotoras de la corteza somestésica y del tálamo, el cual a su vez recibe impulsos del cerebelo. Las eferencias (vías que surgen de la corteza motora), de esta área forman los dos tractos de la llamada vía piramidal: cortico espinal y cortico bulbar. La estimulación eléctrica de la región pre central produce la contracción de masas musculares principalmente contra laterales y de manera organizada, formando un homúnculo motor.

El área motora suplementaria, corresponde a la clasificación 6 de Brodmann y se localiza en la superficie medial de los hemisferios, el área motora del cíngulo está en la parte anterior del surco del cíngulo. Estas áreas también tienen una representación somatotópica. El área premotora también ocupa parte del área 6 de Brodmann y se localiza por delante del área motora primaria. Esta área premotora contribuye con fibras a la vía piramidal, y además se conecta con la corteza motora primaria. El área mencionada, elabora los programas motores para las rutinas de movimientos, que son necesarios para el desarrollo de habilidades; mismas que pueden ser entrenadas. Las áreas premotoras y motoras suplementarias son las que programan las actividades motoras de destrezas y se han propuesto que son zonas que generan movimientos espontáneos, es decir sin que estas sean respuesta a estímulos externos, sino por motivaciones propias del individuo o motivaciones internas (ver más adelante). Las alteraciones en esta función pueden dar manifestaciones clínicas conocidas como apraxia, es decir alteración en la manera como se ejecutan los movimientos en ausencia de parálisis, cuando el problema afecta a la escritura a esto se le conoce como agrafia.

La región pre frontal, corresponde al polo frontal y comprende la áreas 9 a la 12 de Brodmann, con un amplio desarrollo en el ser humano. Esta zona, recibe vías aferentes, de las cortezas de los lóbulos parietal, temporal y occipital.

Las áreas del lenguaje se localizan en dos áreas: la receptora del lenguaje (área sensitiva del lenguaje), la cual está formada por la corteza de asociación de tipo auditiva, llamada área de Wernicke. La cual ocupa zonas del lóbulo parietal en los giros supramarginal y angular. El área de expresión del lenguaje (44 y 45 de Brodmann) que ocupan las porciones opercular y triangular del giro frontal inferior. Estas áreas eran conocidas con anterioridad como de Broca en honor al neuroanatomista francés que las describió en su paciente llamado "Tan".

Estructuras subcorticales

Hay una serie de estructuras que están constituidas por grupos celulares y que tienen una comunicación anatómica y funcional con la corteza cerebral. Estos son los ganglios basales, el hipocampo y el núcleo amigdalino (ver figura 4). Los ganglios basales son cúmulos de neuronas muy grandes, los cuales están formando los siguientes elementos: el núcleo caudado, el putamen y el globo pálido. Estas estructuras se encargan de la regulación del movimiento fino e intervienen en la en la cognición de la llamada memoria de habilidades o no-declarativa. Estas estructuras reciben información de las diferentes áreas de la corteza cerebral y una vez procesada esta información los ganglios basales se comunican con la corteza cerebral a través del tálamo que dirige las proyecciones hacia el lóbulo frontal.

ÁREAS DE ASOCIACIÓN DE LA CORTEZA CEREBRAL.

En la fisiología tradicional, se propone que los estímulos del medio ambiente, externo o internos, son detectados por los receptores sensoriales, siguen una vía aferente, cuya meta es llevar la información sensoria, a estructuras centrales den sistema nervioso. Esta información sensorial llega, después de un relevo en el tálamo, a la corteza primaria. A este modelo se le ha llamado de reflexivo (ver figura 1). Es una forma de procesamiento de la información denominada "abajo-arriba."

En la actualidad sabemos que la corteza cerebral y más específicamente las áreas de asociación específicas para cada modalidad sensorial o motora, se adelantan a la llegada de información y en base en experiencias previas con el miso tipo de información sensorial seleccionan y filtran este tipo de información. A este proceso de le llama "arriba – abajo".

Divisiones funcionales de la corteza cerebral.

Históricamente se ha dividido a la corteza cerebral en una porción anterior a la cisura central, a la cual se le ha asignado funciones motoras. Mientras que a la zona posterior a esta cisura, se le proponía con funciones sensoriales. Este modelo funcional no corresponde a los datos que se han obtenido en las últimas dos décadas de investigación en neurociencias y neurocognición.

Las conexiones ipsilaterales y contralaterales en la corteza cerebral, nos proporcionan una visión compleja, pero al mismo tiempo más funcional de cómo trabaja el cerebro en general.

Áreas motoras de los lóbulos frontales. Se ha observado que estas regiones desempeñan un papel relevante en la planeación y ejecución de los movimientos. Está constituida por dos subdivisiones: la corteza prefrontal y la corteza motora.

La corteza motora esta localizada por delante del surco central, por delante de esta, se localiza las cortezas premotora (ver figura 2), y motora suplementaria.

La corteza preforntal, corresponde a la región más anterior de los lóbulos frontales. Esta estructura corresponde al más claro ejemplo del llamado neo-córtex, y es una de las regiones del encéfalo que tarda más tiempo en cubrir sus conexiones y mielinizarse. En nuestra especie, esto ocurre alrededor de los 18 años de edad. Aquí se gestan aspectos de planeación, organización y ejecución, de actividades motoras. Es una estructura con modulación de acciones que claramente se observan como fallidas en personas con lesiones de estas regiones como es el caso del capataz de Nueva Inglaterra, que al ser atravesado por una barra metálica en esta región. Al recuperarse, hubo un cambio radical en su personalidad (ver recuadro). Esta corteza está pues vinculada a la estructura de la personalidad.

Áreas de asociación de los lóbulos parietales.

Esta área recibe la información somatosensorial del espacio exterior al cuerpo y del propio cuerpo. Las informaciones sensoriales relacionadas con el tacto, dolor, temperatura, presión, propioceptivas consientes, llegan a esta zona, proyectadas

desde el tálamo. Llegan a las áreas sensoriales primarias (S1), para después ir a las áreas sensoriales secundarias (S2).
Áreas de procesamiento visual en la corteza occipital.

Las áreas primarias visuales están ubicadas en la cisura calcarina (V1), que corresponde en la carta de Broadman a la número 17. Esta zona recibe aferencias de núcleos específicos del tálamo, los núcleos geniculados laterales. Alrededor de la cisura calcarina están las áreas visuales secundarias (V2), que se corresponden a las cortezas 18 y 19 de la carta de Broadmann.

Áreas temporales de procesamiento auditivo .

Estas se localizan en el llamado giro de Hesch dentro de la cisura lateral cerebral. El área primaria auditiva es la A1, y corresponde dentro de la cartografía de Broadmann a las regiones 41 y 42. Alrededor de esta zona está la zona auitivas secundarias (A2).

El término 'corteza de asociación "se refiere a las regiones corticales cerebrales distintas de las áreas primaria motoras y sensoriales. Las cortezas de asociación difieren de las cortezas primarias en cuanto a su organización laminar y sus conexiones aferentes y eferentes. Debido a que las áreas de asociación de la corteza cerebral están relativamente distantes a las regiones de entrada sensorial periférica y de las áreas directas motoras, se presume que sean responsables de funciones complejas de integración. De hecho, tanto la evidencia clínica y experimental las implican en muchas formas diferentes de comportamiento complejo. Además, su amplio desarrollo en los seres humanos es una prueba adicional, de su importancia para funciones superiores.

Se puede decir también que las cortezas de asociación son todas las áreas de la corteza cerebral fuera de las áreas principales (Figura 3). Estas son esenciales para las funciones mentales superiores y procesan información compleja. En los seres humanos las áreas de asociación son, con mucho, la parte más desarrollada de la corteza cerebral y el cerebro en general. Estas áreas son necesarios para las actividades de percepción, como el reconocimiento de objetos (tostadoras, caballos, árboles, palabras, etc.), en lugar de simples contornos, bordes o cualidades sensoriales como el color o el tono.

También existe áreas de asociación cortical que participan en funciones motoras, por ejemplo la planeación de movimiento (áreas premotoras).

Los 5 principales subdivisiones funcionales de la corteza cerebral son:
1) Las áreas sensoriales primarias (visual, somatosensorial y auditiva) son los puntos de

entrada de información sensorial en la corteza cerebral.

2) zonas de alto orden (áreas secundaria), cercanas de la respectiva área primaria. Aquí es donde la información sensorial se procesa adicionalmente.

3) Áreas de asociación (prefrontal, temporal y parietal-temporal-occipital) en donde se combinan diferentes modalidades sensoriales y motoras. Se regula la atención, se produce la planificación, y se almacenan los recuerdos. En los seres humanos, éstas zonas ocupan alrededor del 80% de la corteza.

4) Áreas premotoras son áreas de orden superior que envían comandos a las áreas motoras primarias.

5) Áreas motoras primarias, que envían comandos a las alfa moto neuronas y de esta células van a los músculos, articulaciones y formaciones tendinosas.

Funciones de las áreas de asociación prefrontal
Planificación y la memoria de trabajo

La corteza prefrontal se ha convertido en la más grande de estas áreas de asociación, es además la de adquisición más reciente en el transcurso de la evolución. Cierra los ojos, espere un rato, y luego trate de apuntar algún objeto en particular que usted recuerda de esta habitación. Su capacidad para recordar la ubicación de un objeto es un ejemplo de la memoria de trabajo espacial, una forma de memoria a corto plazo. Las lesiones en la corteza de asociación prefrontal producen déficits en tareas motoras. Los niños antes del primer años de vida, no han desarrollado aún esta memoria de trabajo. Si un juguete se esconde detrás de una cubiertas, el niño no puede encontrarlo. Para los niños algo que está fuera de la vista, no existe.

La toma de decisiones y el lóbulo frontal

Después de las lesiones de la corteza prefrontal no se observa ningún enojo cuando el paciente comete errores. Debido a que esta lesión produce un efecto calmante (ansiolítico). Las lobotomías frontales, solían ser una forma de manejo de personas agresivos. Por desgracia, también se destruía la capacidad de tomar decisiones y tomar algunas iniciativa. Sorprendentemente el neurólogo António Egas Moniz ganó el premio Nobel de medicina en 1949 por la invención de esta técnica. Más tarde el Dr. Walter Freeman perfeccionó la lobotomías con un picahielos clavado a través de la parte posterior de la cavidad orbital del ojo.

Área Parietal-temporal-occipital (APTO) .

Funciones:
1) la convergencia Poli-modal de los sentidos
Las áreas sensoriales primarias son activadas por una sola modalidad sensorial. En las áreas

de asociación como esta, encontramos columnas corticales activadas por más de una modalidad.

La APTO derecha se especializa en la ubicación espacial de los objetos por el tacto, la vista o el sonido. La izquierda se especializa en el lenguaje: el sonido de las palabras, las palabras escritas (a la vista), o Braille (táctil).

2) La atención. Enfocar en un objeto, centrarnos en objetos específicos y descuidar otros. Una simple analogía es la de una linterna que proyecta selectivamente luz sobre objetos particulares. La capacidad para atender a más de un objeto se limita de 3 a 5 objetos.

3) La memoria. El lóbulo temporal inferior está involucrado en la memoria a largo plazo. El lado derecho está más involucrado con la memoria pictórica (por ejemplo, caras) y el lado izquierdo, en la memoria verbal (por ejemplo, nombres de personas).

Negligencia. Lo contrario de la atención es la negligencia.

El hablar por el teléfono desde un celular puede causar ceguera por falta de atención

Una lesión de la corteza parietal derecha provoca estados de negligencia de la mitad izquierda de los objetos. El paciente no es consciente de que la mitad de esa cosa se ha ido.

En una lesión del área V1 derecha, la persona es ciega, para una región del campo visual izquierdo. En muchas lesiones parietales derechas, el lado izquierdo de la cara se descuida independiente de si se mira a la derecha o a la izquierda de la cara. Esto es diferente de el déficit visto después de una lesión V1 derecha. Aquí el paciente es ciego a todo la zona visual izquierda. Es posible suponer que una lesión de la corteza parietal izquierda se traduciría en el abandono de las cosas a la derecha. Curiosamente esto no sucede. En imágenes funcional se demuestra que esto es debido a que la corteza parietal derecha contiene una representación bilateral (de las cosas de la izquierda y la derecha), mientras que la izquierda sólo contiene una representación de las cosas a la derecha.

Así, después de una lesión en la izquierda, en el lado derecho todavía asiste las cosas de la derecha (así como a la izquierda). Después de una lesión de la derecha, se pierde la representación de las cosas a la izquierda.

Corteza paralímbica o de asociación límbica

A los efectos de esta revisión, la corteza de asociación paralirnbica es aquella corteza que tiene conexiones directas con las estructuras de la sistema límbico. Situado en la zona medial de los hemisferios cerebrales. El sistema paralímbico

125

o corteza de asociación límbica, incluye la región del cíngulo (zonas 23, 24, 25 y 32), la región posterior   de la corteza orbitofrontal (área 13), el   polo temporal, y el área parahippocarnpal . A diferencia de todas las otras áreas de   asociación cortical   descritas anteriormente, que tienen   seis capas de cortezas (isocortex), la   cortezas paralirnbica tiene una cito arquitectura diferente, esto es intermedia   entre   las de   isocortex   y   alocortex.

En términos de los circuitos neuronales la corteza paralímbica también ocupa una zona de posición intermedia entre áreas de asociación, por un lado, y las estructuras de la del sistema límbico.

GANGLIOS BASALES
FIGURA 6

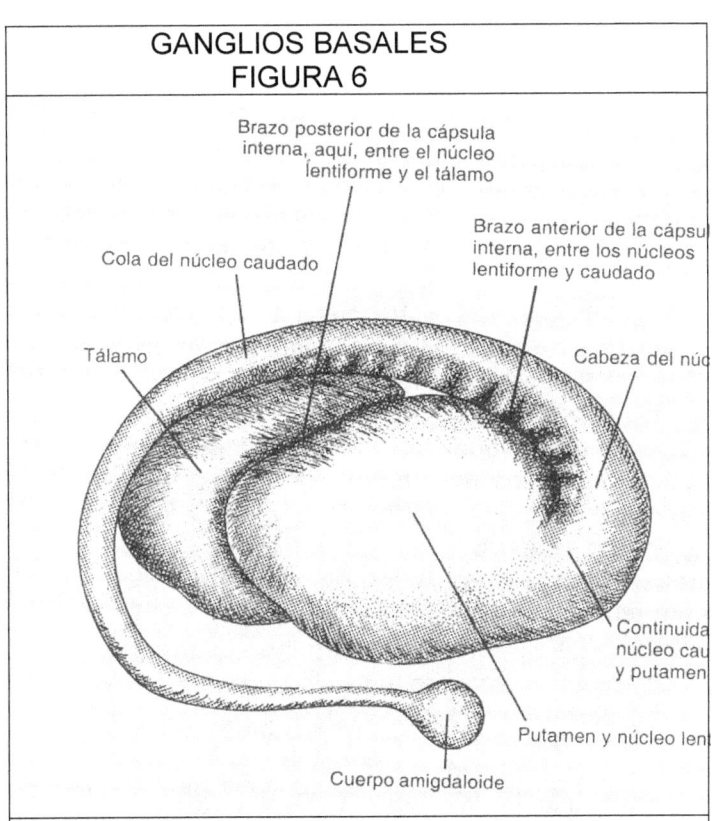

Brazo posterior de la cápsula interna, aquí, entre el núcleo lentiforme y el tálamo

Brazo anterior de la cápsu interna, entre los núcleos lentiforme y caudado

Cola del núcleo caudado

Tálamo

Cabeza del núc

Continuida núcleo cau y putamen

Putamen y núcleo len

Cuerpo amigdaloide

Estos son cúmulos de sustanciagris, en la parte interna de los hemisferior cerebrales. Tienen funciones de modulación del movimiento, en las emocione y en algunos tipos de memoria no declaativa (actividades de tipo manual).

El hipocampo y las regiones de corteza cerebral que están asociadas a esta estructura, forman el piso inferior de los ventrículos laterales. Estas estructuras tienen un papel relevante en las funciones de memoria. Recientemente se reportó, que en este sitio puede haber neurogénesis aún en etapas adultas (formación de nuevas neuronas). Esta zona se afecta en una forma de demencia conocida como Enfermedad de Alzheimer. Las neuronas del hipocampo tienen a la acetilcolina como uno de sus neurotransmisores fundamentales.

El complejo amigdalino, se encuentra por delante del hipocampo y algunos anatomistas lo consideran parte de los ganglios basales, aunque funcionalmente tiene poco en común con dichas estructuras. El complejo amigdalino es un acumulo de neuronas heterogéneas, que participa en el análisis del significado de las emociones. Se han descrito por lo menos 13 núcleos en el hombre y en los primates, por eso el nombre más adecuado de esta estructura es la de complejo amigdalino. Los núcleos amigdalinos se pueden agrupar en tres zonas: (1) núcleos profundos (lateral, basal, basal accesorio y paralaminar) (2) Región superficial (medial, anterior núcleo cortical posterior, núcleo lateral del tracto olfatorio y núcleo de la corteza periamigdalina) (3) Otros núcleos (central, área amigdaloide anterior, área amigdalo hipocampal y núcleo intercalado) (ver figura 5).

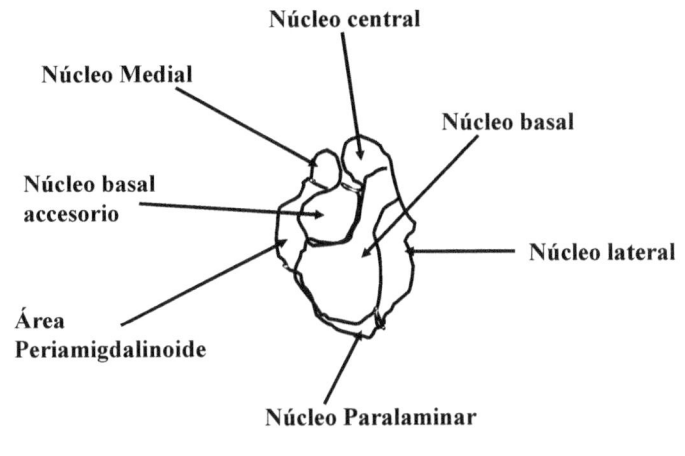

FIGURA 5

NÚCLEOS PRINCIPALES DEL COMPLEJO AMIGDALINO

Núcleo central

Núcleo Medial

Núcleo basal

Núcleo basal accesorio

Núcleo lateral

Área Periamigdalinoide

Núcleo Paralaminar

129

Amígdala y conexiones con otras estructuras.
FIGURA 7

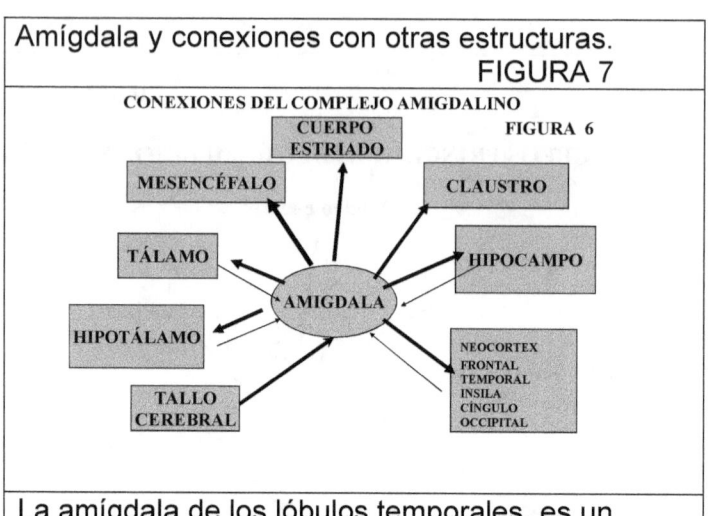

CONEXIONES DEL COMPLEJO AMIGDALINO

FIGURA 6

La amígdala de los lóbulos temporales, es un grupo de núcleos, cuyas funciones están en la regulación del estado emocional, estrés, memorias gratificantes, forma parte del sistema límbico, es decir, el cerebro emocional.

La estructura comentada, recibe proyecciones de las principales áreas sensoriales y proyecta a su vez a la neocorteza, los ganglios basales, la neocorteza y el hipocampo. También se comunica con el hipotálamo para la manifestación neurovegetativas de las emociones (ver figura 7 conexiones). Este sistema es vital para la gama de respuestas que es posible tener ante una agresión, una de

130

las cuales es el miedo. En el sistema llamado: "De ataque y huida", el cual se evidencia con respuestas como la taquicardia, aumento del flujo sanguíneo, vasoconstricción, polipnea, y sudoración, la amígdala desempeña un papel muy importante. Esta estructura se conecta también con el Locus Coeruleus y entre estas dos áreas regulan el sistema de estrés, utilizando algunos neurotransmisores como la norepinefrina, la serotonina, la hormona liberadora de la corticotrofina.

Las funciones de la amígdala están relacionadas con una serie de conductas complejas, como son la alimentación, agresión, afiliación, y conductas sexuales)

EL MODELO COGNITIVO

El término cognición significa "con conocimiento de", e involucra una serie de procesos, por medio de los cuales se conocen cosas o se tiene conciencia de ellas. Este proceso implica la llegada de la información a ciertas estructuras del sistema nervioso central y la elaboración de la esta, en el contexto de la experiencia previa.

En el marco teórico neurobiológico, la cognición está vinculada a los procesos de atender, identificar, planear y ejecutar respuestas con la información sensorial y de motivación.

La cognición incluye procesos de percepción, atención, memoria, lenguaje, imaginación, razonamiento, planificación y juicio. En un gran número de alteraciones neuropsiquiátricas, están presentes una serie de fallas cognitivas. El ejemplo más cercano es el de la depresión mayor, en donde la persona presenta: fallas en la concentración, memoria y atención, mismas que, desaparecen cuando la enfermedad está en remisión. Sin embargo, si la depresión no se trata de manera eficaz, o si no se trata del todo, se avanza a una fase crónica, en donde hay cambios en algunas regiones del cerebro.

Aspectos básicos de la cognición

Se requiere de una comprensión de los diferentes componentes del fenómeno de la cognición, porque estos son parte de lo que nos caracteriza como especie.

Despertar o Vigilia

Una condición necesaria para conocer y percatarse, es el tener un estado de alerta, es decir, el estar despierto. En la actualidad sabemos que fisiológicamente el estado conductual del estar despierto se puede descomponer en: (a) Reacción de despertar; (b) Mantenimiento del estado de vigilia y (c) Vigilia atenta.

Los núcleos y regiones del cerebro, que se conocen nos mantienen despiertos se localizan en las siguientes estructuras:

1. Locus coeruleus, núcleo situado en el piso del IV ventrículo, con neuronas que en su mayoría trabajan con norepinefrina, intervienen en el mantenimiento de la vigilia y vigilia atenta.

2. Núcleos de rafé pontino. Estos grupos de neuronas funcionan con serotonina como neurotransmisor, y desde está región se conectan con estructuras diencefálicas y corticales, en especial, el área pre frontal.

3. Núcleos latero dorsal tegmental (LDT) y del Tegmento del Pedúnculo pontino (PPT). Las neuronas de estos núcleos intervienen en la reacción del despertar, y en el inicio del sueño de movimientos oculares rápidos (Activan a las células REM-on).

4. Región Ventral tegmental anterior (VTA), localizada en el mesencéfalo, con células dopaminérgicas, interviene en vigilia atenta.

5. Región del hipotálamo posterior, o mamilar. Las neuronas de esta región trabajan con histamina, y mantienen el estado tónico de la vigilia. El empleo de medicamentos antihistamínicos que crucen la barrera hematoencefálica, producen somnolencia, porque bloquean la actividad de producir alerte de la histamina.

6. Hipotálamo lateral y Fornix. Recientemente se descubrió que las neuronas de esta zona trabajan con dos neuropépticos llamados hipocretinas u orexinas, cuyos axones se

conectan con la mayoría de los núcleos antes mencionados, trabajan en la promoción de la vigilia. En la narcolepsia, una enfermedad que se caracteriza por ataque de sueño, atonía muscular súbita (cataplexia), parálisis de sueño y fenómenos de tipo alucinatorios, que ocurren en la transición del sueño a la vigilia o viceversa, hay un problema con estos neuropéptidos. En un modelo animal de narcolepsia, con una patrón genético autosómico dominante, perro Doberman, se encontró que el uno de los receptores a hipocretina, el Hipo-2, tiene una mutación, que no permite el acoplamiento entre el ligando y su receptor.

7. Los sistemas de aminoácidos excitatorios cuya localización es ubicua, forman de alguna manea los efectores de alertamiento, y están involucrados con fenómenos de aprendizaje elemental como son la potenciación a largo plazo en donde los receptores AMPA y NMDA juegan un papel relevante.

Atención

La atención es la habilidad que tiene el cerebro para poder enfocarse, de manera consciente, en una actividad, tarea o estímulo. Se requiere de la atención adecuada para poder funcionar en la vida diaria. En una plática, lectura, clase, observación de un fenómeno, etcétera. A la atención sostenida se le llama también concentración. La atención selectiva parece ser una función más básica, que el sostener la atención. En esta zona intervienen las células noradrenérgicas (Locus coeruleus); serotoninérgicas (Rafé pontino) y la zona Ventral Tegmental Anterior (VTA), que funciona con la dopamina.

La atención sostenida, también es conocida como concentración o capacidad para concentrarse. La atención selectiva requiere de una serie de circuitos que involucran a la formación reticulada, hipocampo, tálamo y la corteza frontal.

En un sentido evolutivo, la atención tiene relevancia para los animales en su hábitat natural en situaciones críticas de ataque-huida o en cortejos de apareamiento. Por lo tanto otros sistemas hormonales y del eje hipotálamo-hipófisis suprarrenales, van a intervenir definitivamente en estos eventos.

En los seres humanos la atención está sobre utilizada en procesos de aprendizaje y de entretenimiento. En donde otros factores como son opiodes y dopamina, también refuerzan estas conductas.

Lenguaje

Este es el medio por el cual se ejerce la comunicación de símbolos, ya sea escritos o auditivos. Los elementos constituyentes del lenguaje son:

(1) Fluidez: Poder generar una serie de vocablos que comuniquen, de manera continua y además esto es la   habilidad de producir normas gramaticales en   un lenguaje; (2) Comprensión, la capacidad para reconocer símbolos hablados o escritos: (3) Repetición, esto es la capacidad para repetir lenguajes o escritos sin errores.   Y (4) Nombrar, es la capacidad de "etiquetar" con un nombre a un objeto, situación, experiencia. Más adelante se hará un desarrollo más completo del mismo.

Memoria

Este es un proceso mediante el cual permite al individuo el almacenamiento de experiencias y percepciones, las cuales serán recordadas posteriormente. La memoria puede ser descrita de diferentes formas: verbal, visual, declarativa y de procedimientos. Otra forma de organizar a la memoria es relación al tiempo que transcurre entre su adquisición y la evocación: inmediata, reciente y remota.

La memoria inmediata, también es conocida como memoria de trabajo, está vinculada al proceso de atención y lenguaje, una manera de evaluarla es mediante la evocación de lista de dígitos o nombres. La memoria reciente es más compleja, dependerá de la atención, lenguaje, emociones y algunos aspectos de la cognición compleja. Se explora en los pacientes con aspectos como la orientación en el espacio, tiempo y persona y abarca sucesos en el lapso de las horas. La memoria de corta duración también es conocida como fonológica, cuando lo que se explora es la retención de palabras. En la cínica se le identifica con la llamada memoria anterógrada.

La memoria de trabajo, es también de corta duración, pero en ella se hace énfasis en procesos cognitivos que se llevan a cabo de manera simultánea. Por ejemplo el razonamiento, la comprensión, cálculos numéricos, reconocimiento espacial, etcétera.).

La memoria remota es la forma más compleja, esta depende de la atención, del lenguaje y de la motivación. En ella intervienen una serie de estructuras cerebrales como son la amígdala, hipocampo, cuerpos mamilares, tálamo y corteza sensorial, así como las áreas de asociación. Las memorias, en sus diferentes aspectos, son lo que permite poner en contexto lo que va ingresando a la corteza desde las áreas sensoriales. Se hace un desarrollo de la memoria vinculada a la cognición más adelante. Se puede ver en el esquema XX, que la memoria de larga duración tiene también varios componentes y que ambas, corta y larga duración, están interactuando.

EL MOVIMIENTO Y LA ACCIÓN

El moverse a partir de programas premotores y de un conjunto de actividades neuronales previas, que en ocasiones quedan en la intencionalidad, son aspectos que comentamos a continuación.

El movimiento no es la respuesta a una integración sensorial y perceptiva, incluso hay movimientos que se gestan intrínsecamente. Los programas motores los hay innatos, como por ejemplo el gateo, la succión, la prensión. También los hay aprendidos, sobre un marco de desarrollo evolutivo y de tipo ontogenético, como la marcha, la gesticulación al hablar. Una respuesta, por ejemplo ante un puño que va a nuestra cara a golpear, es mover la cabeza, desde el cuello, en sentido opuesto a donde detectamos que viaja el guante. Por eso es importante engañar, con la finta de un movimiento. El programa motor para el cabeceo se adquiere con práctica, y corrigiendo la trayectoria del movimiento motor en la medida que se predice la trayectoria del guante. Un portero de futbol que se avienta a detener un penalti, lo hace por un programa motor que predice la trayectoria de un balón por como se le pega con el pie. Por eso cuando la pelota tiene un giro que los jugadores de Brasil llaman "chanfle", el balón gira como alejándose para luego hacer una curva interna que engaña al cerebro del portero,

Los lóbulos frontales están involucrados en estos eventos premotores. La región de las cortezas dorso laterales pre frontales y la región del cíngulo anterior, se activan cuando hay la intensión de desarrollar un movimiento, pero sin que este sea ejecutado. Unos milisegundos después se hacen la activación de las células piramidales de las áreas motoras primarias y somatosensoriales. Para que se ejecute el movimiento. A esto eventos de intensión también pueden ser medidos mediante el potenencial preparatorio en la corteza pre frontal.

Cuando se registra con EEG el cráneo por arriba de la corteza motora primaria, y el sujeto simplemente aprieta una tecla cuando se le ocurre, se pueden registra señales eléctrica a diferentes niveles. De arriba abajo, en el cráneo hasta la muñeca de la mano. Los investigadores encontraron que la actividad que se detecta en la corteza motora primaria equivale a 350 ms, antes de que el participante reporte una intención y de 550 ms antes de una respuesta motora que se pueda observar. Estos resultados parecen sugerir que el cerebro tiene una decisión inconsciente para actuar antes de la intención consiente. Una interpretación importante es que el libre albedrío, en donde yo decido mis acciones puede ser algo equivalente a una ilusión.

En otro trabajo se valoró la participación del información sensorial somática en los mecanismos motores, ésta tiene siempre una contribución a la corrección de la dirección e intensidad del movimiento, en donde intervienen factores de coordinación muscular e intensidad (número de unidades motoras que intervienen) y que requieren de estructuras como el cerebelo, núcleos vestibular y ganglios basales.

Neuronas en espejo y comprensión de las acciones.

Existen dos maneras en las cuales podemos reproducir la acción de otras personas. La primera es desarrollar un modelo de análisis, y reproducir la acción, sin hacer ninguna inferencia de las metas del movimiento. La segunda puede involucrar la observación, elaboración de las metas e intenciones, y entonces reproducir la acción teniendo en cuenta la meta. La imitación implica un nivel profundo de procesamiento de la acción ejecutada que es observado. Hay claras evidencias de que los seres humanos no producimos una serie de acciones por la imitación de otros. Uno de los descubrimientos más fascinantes en la neurociencia en las últimas décadas ha sido el sistema de neuronas en espejo. Se encontró en un grupo de neuronas de la corteza pre motora que responden tan solo cuando él animal realiza alguna tarea motora como cuando éste observa a otros animales haciendo esa misma actividad. La respuesta de estas neuronas es muy específica. Solamente se activan las mismas neuronas que están involucradas con la misma conducta de movimiento y esto ocurre sólo con animales de su propia especie, pero no si ven a un robot, un muñeco u otro animal de otra especie, haciendo la misma pauta de movimiento.

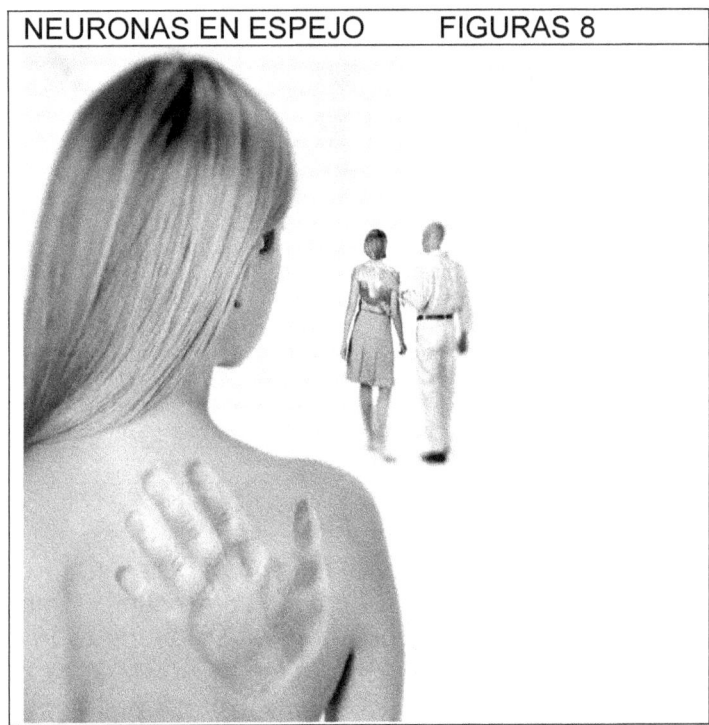

NEURONAS EN ESPEJO   FIGURAS 8

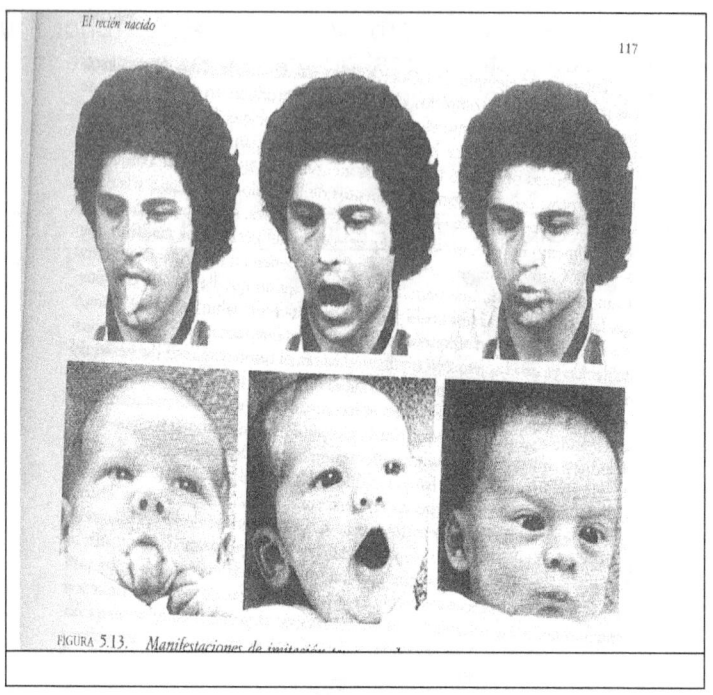

FIGURA 5.13. *Manifestaciones de imitación*

En seres humanos mediante técnicas de resonancia magnética funcional presentan algo similar. (Ver figura 8), se observó a una persona dentro del resonador, que recibe información de alguna pauta motora, por ejemplo el sujeto es una mujer, ve a otra recibir una caricia de su pareja en la región del omóplato derecho, la mujer tiene un aumento en el flujo sanguíneo de esta misma región, lo cual indica una activación neuronal hatero específica. Es posible que éstas sean las pautas de imitación que fueron descritas por Jan Piaget, en los primeros meses de vida del niño

142

como puede ser visto en la figura 8.. Para algunos investigadores esta es una evidencia cognitiva que conecta los aspectos emocionales de la interacción entre personas, y puede ser el sustrato de la empatía. La experiencia de sentir al otro, es parte de lo que más adelante se analiza como la Teoría de la Mente.

Neuronas que codifican para acciones específicas y neuronas que codifican para propiedades relevantes de los objetos.

Las neuronas localizadas en las zonas de la corteza pre motora también codifican para determinadas acciones por ejemplo el sostener, el arrancar, el rascar. Incluso, se ha propuesto que intervengan en el moldeamiento o alineamiento de la mano para ejecutar ciertas tareas. Esto representa una ventaja ya que sostienen almacenados repertorios conductuales motores para nuestras manos en relación a objetos familiares, por ejemplo herramientas, interacción con otras personas, y gesticulaciones vinculadas al lenguaje.

En una zona denominada intra parietal dentro de los lóbulos parietales, las neuronas responden selectivamente a determinados volúmenes, formas (por ejemplo cilindros, esferas, cubos), y los tamaños de los objetos así como sus orientaciones espaciales. Esto representa una sola interacción entre lo sensorial y lo motor, además de crear los llamados patrones fijos de acción. Otro ejemplo de la interacción entre los aspectos sensoriales, perceptivos y motores, se presenta en el llamado miembro fantasma en movimiento. Las personas que presentan la amputación de alguna extremidad tienen llamado experiencia de miembro fantasma. La cual es una sensación vivida de que la extremidad está aún presente y en algunos casos dolorosos. Este fenómeno se explica por la plasticidad cerebral. Las neuronas del cerebro que eran previamente utilizadas para responder a la estimulación de la extremidad están siendo estimuladas por receptores sensoriales cerca de la zona de corte (muñón), y quizá con otras partes del cuerpo. Esto da como resultado una sensación ilusoria de movimiento del miembro amputado, incluso en situaciones bizarras con respecto a la ubicación normal (v.g., atrás en la espalda torcida). Los investigadores Ramachandrán[2] y Ramachandran-Roger, desarrollaron una técnica de atenuación de ese fenómeno doloroso, mediante vídeo retroalimentación, en la cual el paciente de la través de una pantalla de un ordenador, ve el miembro fantasma que ilusoriamente estaría contenido en una caja, y se le re-entrena en moverlo y mantenerlo en condiciones espaciales. Se han reportado buenos resultados.

Praxias

---

[2] Ramachnadran VS and Blaskelee S. Phantoms in the brain. Quill William Marrow, New York, 1998

Esto es la habilidad para integrar, comprender y ejecutar una tarea. Las fallas en este tipo de procesos se les conocen con el nombre de apraxias, las cuales representan las fallas para integrar y ejecutar una serie de movimientos

Cortezas primarias y de asociación

Una serie de cortezas de asociación participan en la elaboración sensorial. Estas son las llamadas áreas de asociación unimodal y multimodal, en donde la información sensorial primaria es integrada a la experiencia. Estas cortezas de asociación están localizadas en los lóbulos parietal, temporal y frontal. La principal característica de estas cortezas es que corresponden al neo-cortex, es decir está formada por seis capas.

Las cortezas de asociación reciben información de núcleos específicos del tálamo: El pulvinar, el núcleo latero dorsal posterior y el núcleo dorso medial. Estos núcleos ya tienen información sensorial procesada en el tálamo, mientras que en las cortezas primarias, la información sensorial llega de manera específica a ellas.
La otra fuente de información de las cortezas de asociación proviene de estructuras intracorticales, que proyectan de otras áreas. En este sentido hay conexiones cortico-

corticales ipsilaterales y conexiones interhemisféricas, que conectan área homólogas contra laterales por medio del cuerpo calloso y de otros sistemas.

Un tercer grupo de conexiones a las cortezas de asociación proviene de tallo cerebral, de sistemas de neurotransmisión como son el serotoninérgico, noradrenérgico y dopaminérgico. Estas conexiones, proporcionan un rango de atención que va desde alerta extrema a sueño de ondas lentas.

Las áreas de asociación multimodal se pueden clasificar de la siguiente manera:

1. El área de asociación posterior, que comprenden áreas de los lóbulos parietal, temporal y occipital, las cuales vinculan información sensorial que se encargan de la percepción sensorial y el lenguaje.
2. Las áreas de asociación límbicas, localizadas en la cara medial de los hemisferios cerebrales, como la circunvolución del cíngulo, que se ocupan de la integración de las emociones
3. El área de asociación anterior, o corteza pre frontal, que se encuentra por delante de la cisura central, que se encarga de la planeación y ejecución del movimiento.

El área parieto-temporo-occipital, intervienen en la conciencia del propio cuerpo y de la situación de este en el espacio. Esta corteza recibe información visual y somatosensorial. La corteza de asociación límbica maneja la información que está relacionada con las emociones y los aspectos de la memoria. La motivación es promotora de los eventos que se almacenan   en la memoria. El hipocampo, destaca como el área cortical en donde la actividad cognitiva es registrada y lo relevante en términos de motivación, es almacenado de manera más eficiente.

La corteza pre frontal elabora lo que en neuropsiquiatría clínica se conoce como las funciones mentales superiores: capacidad de juicio, síntesis, abstracción, capacidad de planeación futura. En el curso de la evolución, esta zona del cerebro, es de adquisición reciente (Vg. Neocortex). En estudios recientes con resonancia magnética funcional, se ha podido observar que la corteza pre frontal, madura de manera lenta, y que finaliza este proceso alrededor de los 18 años. Aspectos complejos como la personalidad, es decir, la manera de ser y comportarse particular a cada individuo parece radicar en esa zona.

Phineas Gage, un capataz que dirigía una cuadrilla que construían vías de ferrocarril en Nueva Inglaterra,   sufrió un accidente en el siglo XIX. Antes del accidente Phineas era cumplido, trabajador, respetuoso, difícilmente profería insultos y era reservado en la toma de bebidas con alcohol. El accidente consistió en una explosión de dinamita, en donde una barreta cruzó la parte anterior del cráneo sin matar a Phineas. Al recuperarse del accidente, Phineas era otro, informal, soez, y dado al exceso en la bebida.

Procesamiento de la información para la elaboración cognitiva.

Este es un proceso que se realiza por niveles jerárquicos: áreas sensitivas primarias, seguido de áreas de asociación sensorial unimodal, y finalmente áreas de asociación multimodales. La información sensitiva es redundante y además se procesa en paralelo. Diferentes formas sensitivas convergen en la corteza multisensorial, en donde hay un manejo polisensorial. Estas últimas áreas se conectan con la corteza frontal de asociación, para fines de planificación, estas áreas de asociación frontales seleccionan programas motores, generados en el pasado y que han dado buenos resultados.

Las vías sensoriales específicas, en donde converge información visual, auditiva, somática, envían proyecciones a regiones multimodales de las cortezas pre frontal, parieto-temporal y límbica.

Tabla 3

FUNCIONES PROPUESTAS A LA CORTEZA PREFRONTAL.
• Capacidad para conductas autónomas sin guía externa.
Capacidad para perseverar in ausencia de dirección externa.
Dirigir la conducta cuando la meta es remoto y aún abstracta.
Auto dirección, auto-observación y auto-regulación.
Habilidad para organizar una respuesta conductual para resolver problemas complejos y novedoso.
Sintesis mental para acciones que no son rutinarias.
Planeación y regulación de conductas adaptativas y con metas dirigidas.
• Capacidades para resolver problemas, espontaneidad, juicio, planeación, autocrítica, elaborar estrategias de decisión.
Espontaneidad y fluencia en los pensamientos y acciones.

• Flexibilidad cognitiva
Habilidad para buscar en la memoria de manera sistemática y efectiva.
• Habilidad para cambiar y mantener rumbos de acciones.
Habilidad para inhibir respuestas hasta cuando sea apropiado.
• Habilidad para enfocar y mantener la acción

LA CORTEZA ORBITOFRONTAL LATERAL.

Los daños en este tipo de corteza, dan como resultado alteraciones   en las áreas cognitivas y sociales. Un conjunto de síntomas se han observado con personas que presentan lesiones en esta corteza: irritabilidad, labilidad emocional, aumento en el habla, risas inmotivadas, euforia, hipomanía, respuestas inapropiadas en contextos sociales. Hipersexualidad, brotes de violencia y agresión. Sociopatía y trastorno obsesivo-compulsivo.

La corteza orbito frontal, para fines fisiológicos, puede ser dividida en dos regiones: la medial y la lateral. Estas dos regiones están involucradas en lo que se conoce como las

150

conductas de significativas, para resaltar el aspecto motivacional y el cómo está área se encuentra ejerciendo un puente entre las informaciones sensoriales, límbicas (emocionales) y motoras. Las cuatro funciones que se han observado en esta región son:

1. Reconocimiento y reforzamiento de estímulos. Los animales que son lesionados en esta área presentan las siguientes alteraciones: híper-oralidad, esto es aumento en la conducta de llevarse a la boca y probar una serie de alimentos y objetos sin propiedades alimenticias. Esta región está involucrada en un circuito con la amígdala y el hipotálamo lateral. Este tipo de conducta se observa también en el Síndrome de Klüver-Bucy. Esta región tiene una amplia inervación de células dopaminérgicas, por lo que antagonista dopaminérgicos (antipsicóticos), inyectados directamente en la región, modifican la estimulación intracraneal en un esquema dosis dependiente.

2. Aprendizaje estímulo-respuesta. Algunas células de la región orbito frontal, en animales de laboratorio, muestran cambios en la frecuencia de su actividad, dependiendo del significado del estímulo detectado. Las lesiones de la amígdala, la corteza orbito frontal, o el núcleo medio dorsal del tálamo, afectan la capacidad para reconocer estímulos asociados con características apetitivas.

3. Codificación para modificaciones en el contingente de reforzamiento. Las células de la

región orbito frontal cambian su frecuencia de activación, cuando el contingente reforzado cambia

4. Aspectos relacionados con la capacidad para emocionarse, la personalidad y las funciones autonómicas. Lesiones en seres humanos, llevan a disgusto por las situaciones novedosas. Reducción en la agresividad, aumento en la euforia, aumento global en los aspectos emocionales, a veces incoherente o exagerados para el contexto social en donde se presentan (Vg., risas o llanto, fuera de contexto).

CIRCUITOS DEL CÍNGULO ANTERIOR Y MESIALES (ver figura 9)

Las lesione en las regiones mesial y anterior del cíngulo, se asocian con alteraciones en la exploración, motivación. Atención y acción. Los pacientes presentan apatía, abulia, hipoquinecia, sin que tengan una alteración del tipo de la depresión mayor. La corteza anterior dl cíngulo está involucrada en movimientos de las manos, aunque de una manera diferente a la coordinación que tiene la corteza motora suplementaria. La zona de la corteza, por arriba de la región callosa anterior, se conecta con la corteza premotora y la corteza pre frontal dorso lateral. Es posible que el movimiento de las manos que controla, tengan que ver con el vínculo de estos movimientos y el tono del discurso o el énfasis que se hace al estar expresando una emoción.

Esta zona de la corteza frontal, está particularmente activa en situaciones de gran demanda, que requieren un control ejecutivo, la división de la atención, la resolución de conflictos, detección de los errores, la monitorización de las respuestas, y la iniciación y persistencia de determinadas conductas.

CARA MEDIAL DE LOS HEMISFERIOR CEREBRALES -- FIGURA 9
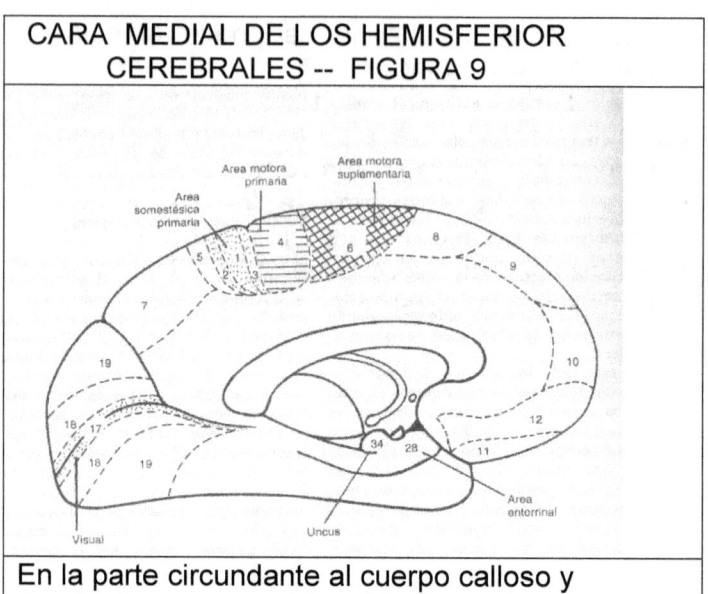
En la parte circundante al cuerpo calloso y desde el uncus, se ubica el llamado lóbulo límbico.

ÁREAS MOTORAS SUPLEMENTARIAS Y PREMOTORA.

Estas áreas claramente interactúan con el cíngulo anterior y con la corteza motora primaria. Ambas cortezas reciben conexiones del globo pálido. Las regiones premotoras, las áreas premesiales, la corteza anterior del cíngulo y la corteza motora primaria, envían conexiones a las astas anteriores de la médula espinal, con vías que tienen sinapsis glutamatérgicas. La corteza lateral premotora está particularmente activa durante movimientos voluntarios. La corteza suplementaria motora, genera movimientos que no se originan como consecuencia de estímulos externos, sino por motivaciones o necesidades internas del individuo.

ACCIÓN Y COGNICIÓN

En el proceso de aprendizaje los estudios de imagenología cerebral, han podido establecer la secuencia de eventos. Por ejemplo en una actividad motora nueva, se activan la región premotora lateral, el cíngulo anterior, la corteza pre frontal dorso lateral y la parietal. El despliegue de atención aumenta la activación en las regiones como el estriado y la corteza cerebelosa, mientras que la activación de la cabeza del núcleo caudado baja cuando se establece el aprendizaje. En condiciones de pre-aprendizaje la corteza motora suplementaria esta activada.

En situaciones en donde la persona decide internamente el iniciar un movimiento voluntario, que él mismo regula y que el mismo inicia, hay activación de las siguientes regiones:

155

la corteza pre frontal dorso lateral, cíngulo anterior, el área motora suplementaria, la corteza parietal inferior, putamen y tálamo.

Por el contrario cuando el evento es externo y la persona responde a esto e incluso se anticipa, se observa un encendimiento del área premotora lateral, cíngulo anterior, corteza inferior parietal, cerebelo y putámen. En forma particular, como ya se ha comentado, la corteza premotora suplementaria es la que media el inicio de movimientos autogenerados, que no se activan como resultado de eventos externos.

LENGUAJE Y AFASIAS

El lenguaje es la capacidad de comunicarnos con signos, los cuales son expresiones codificadas de parte de nuestros pensamientos. Los pensamientos no son lenguaje, estos son la capacidad de tener ideas nuevas e integrarlas a ideas antiguas. El pensamiento puede tener ausencia de lenguaje. Se puede tener pensamientos con imágenes, conceptos y proposiciones abstractas.

Todas las culturas tienen un lenguaje. Este se forma de dos componentes una palabra y una gramática. La palabra es una asociación arbitraria de sonidos y significados. La gramática es un sistema de reglas que especifica cómo las unidades del vocabulario se pueden combinar en palabras, locuciones, oraciones, y cómo el significado de una combinación, se puede determinar por el significado de las unidades. Y la forma en que estas se encuentran dispuestas. La gramática tiene tres componentes esenciales: morfología, sintaxis y fonología. La morfología sirve para identificar situaciones intrínsecas de la frase u oración: ¿Quién habla? ¿Sobre quien recae la acción?, en las diferentes lenguas hay sufijos o prefijos que permiten identificar esto. La sintaxis son reglas para combinar las palabras en sintagmas y oraciones, y para determinar la relación entre las palabras. La fonología matiza con sonidos la intención de lo enunciado, comprende la prosodia o patrones de entonación.

Noam Chomsky, propuso en 1959, que los niños tienen un circuito específico para aprender un lenguaje, sin embargo, esto no se ha corroborado, lo que sí parece es que tienen una capacidad elevada para aprender cualquier lenguaje al que sean expuestos. Lo que se ha comprobado es que los niños tienen la capacidad de generar lenguajes complejos si se les suministra rudimentos de un dialecto.

Las afasias como modelos naturales para el estudio del lenguaje.

Al no existir un modelo animal del lenguaje, gran parte del conocimiento inicial que se tuvo

157

del lenguaje y las áreas corticales encargadas de él provino de las enfermedades o lesiones en diferentes áreas del cerebro.

Estos estudios indicaron que en la mayoría de los seres humanos el

Lenguaje proviene del hemisferio izquierdo (aproximadamente el 96 % de las personas). Las dos áreas corticales relevantes para el habla son la Broca y Wernicke. Esto llevó a los neurólogos a desarrollar un modelo de lenguaje que se conoció con el nombre de Wernicke-Geschwind. Este modelo contempla los siguientes supuestos: (1) El área de Wernicke funciona como centro de llegada de la información proveniente del lenguaje y la región de Broca es el área efectora o motora. (2) El fascículo longitudinal anterior, comunica estas dos regiones, de manera unidireccional, de tal forma que llevaba información de la región de Wernicke a la Broca. (3) Se pensaba que ambas áreas interaccionaban con otras multimodales. (4) Los significados no verbales se transformaban en imágenes acústicas en el área de Wernicke y se conducían a la de Broca para su vocalización. La capacidad de lectura implicaba la participación de áreas occipitales, que se conectaban con la Wernicke y la lectura de zonas por delate de la banda somatosensorial, en la región premotora. Este modelo sirvió de base para la clasificación más conocida de las afasias (tabla 3), sin embargo con el avance de la tecnología de imágenes cerebrales, se ha podido constatar las limitaciones del modelo de Wernicke-Geschwind.

TIPOS DE AFASIA Y LOCALIZACIÓN

Las áreas de Broca y Wernicke no tienen las funciones tan específicas como se proponían, el fascículo longitudinal superior del cerebro es bidireccional, con extensiones a las cortezas somatosensorial, pre frontal y motora. Otras regiones de la corteza y subcorticales del hemisferio izquierdo también están involucradas en el lenguaje: Cortezas de asociación frontal, temporal y parietal izquierdas. Región de la ínsula izquierda. También están las áreas pre frontales y del cíngulo que se encargan del control ejecutivo.

En esta nueva concepción de la generación del lenguaje se han propuesto tres sistemas que intervienen: (a) Sistema de ejecución del lenguaje con las áreas de lenguaje de Wernicke y Broca, áreas de la ínsula y de ganglios basales; (b) Sistema de mediación: regiones asociativas de la corteza temporal, parietal y frontal y (c) Sistema conceptual conjunto de sistemas localizados entre las regiones de cortezas asociativas. Y que se relacionan con el conocimiento conceptual.

Papel del hemisferio derecho en el lenguaje.

En el hemisferio derecho se localizan funciones muy importantes para el lenguaje como son el énfasis, el ritmo y la entonación, que son aspectos de la prosodia de comunicación y la emoción que se puede enfatizar en la locución. Además este hemisferio participa en la pragmática del lenguaje.

LATERALIDAD HEMISFÉRICA

Roger Sperry y su grupo estudiaron a un grupo de pacientes que debido a un problema de epilepsia intratable se sometieron a la sección del cuerpo calloso, y de esta forma quedaron con los hemisferios cerebrales escindidos. En uno de estos estudios se proyectan palabras a uno solo de los hemisferios, es decir se presentan estímulos a los hemisferios derecho e izquierdo. Las palabras que se envían al hemisferio izquierdo podían ser leídas y comunicada en su concepto y relación con otros objetos que las que se proyectaban al hemisferio derecho. En otros experimentos se vio que el hemisferio derecho estaba mejor equipado para tareas que implican aspectos espaciales y estéticos, geométricas y simetría.

Estos hallazgos conformaban estudios previos en animales de laboratorio, sobre la asimetría de los hemisferios cerebrales. El hemisferio izquierdo, es en los sujetos diestros, la parte del cerebro que habla, mientras que el izquierdo es la que se encarga de funciones como la pronunciación y tono de las palabras, cada uno de los hemisferios puede procesar y almacenar información de manera independiente, como lo mostraron estos trabajos. Estos trabajos se han reproducido en sujetos sin epilepsia, y con lesiones en cuerpo calloso que requerían la hemisección.

Mediante las técnicas de escucha dicótica, en donde se pueden presentar estímulos auditivos, sonidos y palabras a cada uno de los oídos de manera independiente, se observó que las palabras, que se dirigen al hemisferio izquierdo a través del oído derecho, son mejor comprendidas que la situación inversa. Lo mismo ocurre en los trabajos con proyección de imágenes a un solo hemisferio cerebral, en pacientes con el cerebro escindido, hay mejor comprensión del objeto, cuando este se proyecta al hemisferio izquierdo. El hemisferio derecho es más hábil en la detección de la percepción de emociones, del lenguaje no verbal, de las expresiones faciales

APRENDIZAJE Y MEMORIA

Los conceptos de memoria y aprendizaje, están íntimamente relacionados. El aprendizaje es un proceso, mediante el cual se adquiere nueva información. La memoria se refiere a la persistencia de lo aprendido, en un estado que puede ser evocado posteriormente. En este sentido, la memoria es el resultado del aprendizaje.

En los libros de neurología la memoria se divide en tres tipos de memoria: Inmediata, intermedia y tardía. La memoria inmediata tiene un curso temporal de segundo a minutos; la mediata un lapso de minutos a horas y la tardía está en el intervalo de días, meses y años. Otro de los conceptos que se manejo por los investigadores del área, proponen la existencia sólo de dos formas de memoria: memoria de corta duración (MCD) y memoria de larda duración (MLD). El primero se refiere a sistemas que retienen información sólo de manera temporal, mientras que el segundo información más o menos permanente.

En el grupo de procesos mnésicos que constituyen la MCD, encontramos a la memoria de trabajo, la cual se describe como un espacio de trabajo en el cual se mantiene información mientras esta es procesada. Esta información puede provenir de MLD y de información recién adquirida que se está incorporando o se está utilizando por periodos cortos de tiempo para luego desecharla. Por ejemplo, el caso de una dirección a la cual debemos de dirigirnos, esta implica un conocimiento de ciertas rutas, o la zona por la cual accederemos a la calle de la dirección, una vez que llegamos al domicilio buscado, esa información puede ser desechada. El conocimiento de la zona en donde está la dirección está relacionado con la MLD, el de la dirección nueva con MDC, y ambas se encuentran situadas en la memoria de trabajo mientras se accede a la casa buscada.

Se considera que la memoria de trabajo puede atender diferentes tareas de manera simultánea, en un proceso en paralelo. Esto es, se puede buscar una dirección, sostener una conversación y conducir un automóvil.

La MLD se puede dividir en dos procesos la llamada declarativa y la de procedimientos. La memoria declarativa es la que puede ser accesible, directamente de la recolección de la conciencia a través del lenguaje. La memoria de procedimientos o no-declarativa, es aquella que se relaciona con habilidades y capacidades de ejecución.

La formación de MLD depende de cambios en la conectividad sináptica, y estos cambios a su vez serán el resultado de una serie de cambios neurobiológicos, que tienen que ver con aspectos metabólicos, síntesis de macromoléculas y cambios morfológicos. En el caso de la MCD los cambios se dan en términos de sinapsis.

Estructuras anatómicas relacionadas con la memoria.

Estudios de neurocirugía, por ablación y lesión de ciertas zonas encefálicas, lo mismo que trabajos con animales de laboratorio, han llevado a suponer que, si bien no hay un centró único de memoria, esta se encuentra localizada en diferentes regiones: lóbulo temporal, la corteza temporal ventral y medial, el núcleo amigdalino, y la formación del hipocampo (hipocampo, subículo y circunvolución dentada), así como la corteza entorrinal, perirrinal y parahipocámpica. El conocimiento almacenado como memoria explícita se adquiere a través del procesamiento de información en las áreas de asociación polimodal corticales (cortezas pre frontales, límbicas y parieto-occipito-temporal). La información ahí es transportada en serie a las cortezas parahipocámpica y perirrinal, luego a la corteza entorrinal, a la circunvolución dentada, al hipocampo, el subículo y finalmente de nuevo a la corteza entorrinal

Formas de aprendizaje

Uno de estos tipos es el aprendizaje asociativo, el cual se da por la asociación entre dos evento, por ejemplo un estímulo y una respuesta, una respuesta y sus consecuencias, también pueden ser dos o más estímulos. El condicionamiento clásico o Pavloviano se forma una asociación entre un estímulo inicialmente neutral y un evento. Pavlov descubrió que un perro podía salivar cuando antes de presentarle alimentos, se hacía sonar una campana. Esto se logra por la secuencia repetida de campana – comida – salivación.

El aprendizaje instrumental o condicionamiento operante, se forma entre la asociación de la conducta y sus consecuencia. Mediante ensayo y error, un animal aprende a abrir una caja o a salir de una manera de la misma mediante la realización de una operación conductual que puede ser el mover una palanca, una vez que lo aprende sigue ejecutando esa misma operación. El aprendizaje condicionado y el instrumental forman parte de los llamados aprendizajes asociativos.

Los aprendizajes no asociativos son la habituación, la sensibilización y la impronta, los cuales implican el aprendizaje con uno o dos estímulos sin asociación temporal. En la Habituación hay una disminución de la respuesta a un estímulo en la medida que este se repite. La estimulación repetida a una zona sensoria, muestra que el animal va a responder cada vez menos al estímulo, aun cuando el registro de la actividad eléctrica de los nervios sensoriales aferentes sigue indicando que se está conduciendo la información sin que esta decaiga. Algunas de las reglas clásicas de la habituación son las siguientes:

1. Cuando más débil sea un estímulo, más rápido disminuye la magnitud de la respuesta.
2. Si el estímulo no se presenta durante un periodo de tiempo largo, se recupera la amplitud de la respuesta inicial.
3. La habituación a un estímulo X, puede causar habituación a otro estímulo Y, si estos son similares.

En el caso de la deshabituación y sensibilización, un estímulo muy intenso puede incrementar la respuesta, aún cuando se mantenga la misma intensidad del estímulo. Algunas personas proponen que este fenómeno se describe mejor como sensibilización (ver más adelante).

El caso de la impronta se ha observado en animales de edades tempranas. Los animales siguen al primer objeto relativamente grande que ven, esto fue demostrado por Konrad Lorenz y su famoso experimento de los gansos, en donde los polluelos los seguían a él por todos lados. A este fenómeno se le llama impronta filial o troquelado. Este fenómeno ocurre en animales precociales, que nacen ya con un desarrollo avanzado del sistema nervioso, en contraposición los animales altriciales, como el humano, que nacen con una inmadurez relativa del sistema nervioso. Hay una etapa crítica para que se manifieste el troquelado y dura solo algunos días.

Bases moleculares del aprendizaje y la memoria.

Existen diferentes experimento que apoyan, por una lado que una serie de sistemas de neurotransmisión están involucrados en el aprendizaje y memoria. Por otro lado, también hay evidencias morfológicas que indican un aumento en el número de sinapsis, dendritas y recientemente de células nerviosas (neurogénesis).

Los trabajos con ambientes enriquecidos o sin enriquecer han mostrado que en el caso de los primeros, los niveles de la enzima que destruye a la acetilcolina, la acetil colinesterasa (Aco), estaban aumentados en diferentes zonas del cerebro de los animales en ambientes enriquecidos y que además eran renovados constantemente. El aumento de la Aco, indica

167

un proceso de inducción enzimática, en donde a mayor cantidad de sustrato, en este caso la acetilcolina, aumenta la actividad o las unidades de enzima para contender con la demanda. Además se observó un aumento en el peso de los cerebros de animales en ambientes enriquecidos. Lo cual como se mostró más adelante, indicaba diferencias en el grosor de la corteza. Esto se debe a dos procesos, por lo menos, a un aumento del número y arborización de las dendritas y a un aumento de las espículas, que son las zonas de interacción sináptica con las células que reciben la información, esto es hay un aumento en el proceso de sinaptogénesis.

La sinapsis clave para aprendizaje y memoria.

Lo anterior comprende dos posibilidades, una de aumento en el número de sinapsis y la otra en la eficiencia de las mismas, la combinación de ambas también es posible que ocurra.

Muchos cambios fisiológicos durante el aprendizaje pueden alterar la respuesta pre y pos sináptica, o posiblemente ambas. El primer caso implica un aumento en los mecanismos pre sinápticos que llevan a una mayor disponibilidad del neurotransmisor (NT) en la hendidura sináptica (síntesis y liberación del NT). Los mecanismos pos sinápticos involucran cambios en la respuesta de los receptores a NT, esto puede ocurrir por aumento en el número de los mismos ("up-regulation" o regulación hacia arriba), por modificaciones en las constantes de afinidad de los receptores por sus ligandos o por un fenómeno conocido como sensibilización, en donde las respuestas ante la misma cantidad de ligandos o NT aumentan. Las áreas de contacto sináptico entre botón terminal y espículas han mostrado incremento como resultado de procesos de aprendizaje.

Mecanismos de aprendizaje en neuronas asiladas.

Las primeras formas de aprendizaje que se conocen a nivel celular son la habituación y la sensibilización. Eric Kandel Premio Nobel en Medicina, Psiquiatra y Neurocientífico) y sus colaboradores, estudiaron la conducta de la babosa marina Aplysia Californica. La cual produce un mecanismo de retracción del sifón, el cual conecta a las branquias. En estudios en las células del ganglio abdominal se pudo determinar cuáles eran los componentes moleculares de la habituación.

En la medida que se administra un programa de estímulos, se observa que los registros intracelulares de las neuronas motoras, presentaban disminución en las tasas de descarga durante la habituación. Esto podía ser el resultado de un cambio en la salida de NT pre sináptico o de cambios en los receptores pos sinápticos, como ya hemos mencionado con anterioridad.

Se advirtió que los potenciales exitatorios pos sinápticos (PEPS) disminuían progresivamente durante la estimulación repetida sensorial, lo cual explicaba lo reportado en los registros intracelulares de las neuronas motoras. Se estableció que la disminución en los PEPS estaba relacionada a una disminución en la liberación del NT y que esto ocurre porque el calcio extracelular decae y por consiguiente, los flujos entrantes de corrientes de calcio al botón terminal y con esto hay menos vesículas sinápticas adosadas a los sitios de liberación.

La baja en la liberación del NT en la sinapsis implica una disminución en el número de iones calcio, que entran en las terminales de las neuronas sensoriales en cada potencial de acción. Además la estimulación repetida, produce una inactivación de los canales de calcio pre sinápticos.

La habituación a largo plazo en la Aplysia, implica cambios en la morfología de la sinapsis de las neuronas sensoriales. Las zonas activas de liberación de NT. Los animales habituados tienen menor cantidad de esas zonas activas de liberación. En animales con el proceso de sensibilización, se observa que las zonas activas de liberación son tres veces mayores que los animales controles. Lo anterior corrobora lo encontrado en mamíferos, que los procesos de aprendizaje llevan a cambios en la morfología y funcionamiento de la sinapsis.

La sensibilización se presenta cuando un estímulo se aplica después de que se ha administrado uno de mayor intensidad. En el caso de la Aplysia, si se administra un estímulo intenso en la cabeza y luego un estímulo en la cola, se observa una mayor respuesta de retracción en el sifón. Esto se explica por la acción de interneuronas, por un aumento en la liberación de NT y porque las zonas activas pre sinápticas están también incrementadas. Lo anterior ocurre de la siguiente forma: (1) Activación de interneuronas facilitadoras (por estimulación intensa en cabeza de Aplysia), estas parecen transmitir con serotonina; (2) Activación de receptores serotoninérgico, aumenta los niveles de AMP cíclico intracelular; (3) Catálisis de enzima que cierran los canales de potasio; (4) Al disminuir corriente entrante de potasio en el potencial de acción, se prolonga este: (5) Se abren los canales de calcio: (7) Aumenta la liberación de NT.

La plasticidad cerebral

El cerebro todo el tiempo, se adapta, tratando de hacerse más rápido y eficiente. Sus estrategias empiezan a ser conocidas, y utilizadas en nuevas avenidas terapéuticas. Por ejemplo los eventos claves de la plasticidad cerebral son: (1) Potenciar o hacer más eficiente la comunicación entre las sinapsis, en un proceso que se llama Potenciación a Largo Plazo (LTP); (2) Aumenta el número de conexiones, llamado también sinaptogénesis; y (3) Aumenta el número de neuronas (neurogénesis), fenómeno que era desconocido hasta hace 10 años, ya que se enseñaba que la neuronas no se reproducían después de la lactancia.

TRABAJOS BÁSICOS EN NEUROLOGÍA

DE LA CONCIENCIA.

La contribución más temprana a la neurobiología de la conciencia, viene del descubrimiento del electro encefalografía por Hans Berger , quien perfeccionó la amplificación de la señal y pudo con esto hacer una distinción entre estados de conciencia o ausencia de estos. También le permitió saber si la persona estaba dormida o despierta. El siguiente paso relevante en esta área fue la preparación quirúrgica experimental en el cerebro del gato, por Bremer, en 1930. Encéfalo aislado, se hizo un corte en la transición entre médula espinal y médula oblongada, separando la primera del encéfalo, después del choque espina, se observó que el animal no perdía su estado de conciencia, pero si el corte se hacía en los tubérculos cuadragésimos (cerebro aislado), se observada el animal en coma, por varios días, al cabo de los cuales aún cuando despertaba se le observaba con poca conciencia y reactividad. Esto llevó suponer que el espacio del tallo cerebral entre la parte superior del puente y la inferior de la médula alongada, tenían que ver con las funciones del mantenimiento de la vigilia, el estar despierto y consciente. Este trabajo y los subsecuentes dieron lugar, a la hipótesis de un sistema reticular activador ascendente (Moruzzi y Moagoun 1949).

Los investigadores italianos Moruzzi y Moagoun, notaron que la estimulación eléctrica del diencéfalo basal y del mescencéfalo anterior, daba como resultado una activación o despertar fisiológico en el gato. Esto llevó suponer que el sistema reticular activador ascendente era vital para un grupo de estructuras vinculadas con el estar despierto. Posteriormente otros sitios como el hipotálamo anterior, la zona del mescencéfalo, el locus Coeruleus, el rafe dorsal, contribuyen a la activación cortical .

Puesto, esto ha llevado inferir que algunas funciones como el sueño sean el resultado de desactivar o a pagar el sistema reticular activador ascendente, a lo cual se le conoció como hipótesis pasiva del sueño, la cual está hoy en día abandonada. El sueño en sus diferentes etapas tiene grupos de neuronas activas que están determinando los diferentes estadios o fases de este e incluso la reacción del despertar.

Una modificación de esta hipótesis es la llamada teoría de la activación tálamo-cortical, en esta hipótesis, varios núcleos del tálamo que reciben información sensorial está conectado directamente con la corteza cerebral primaria, para crear un nivel de actividad que permita la integración conectiva entre niveles de corteza, diencéfalo, ganglios basales y corteza cerebral. El papel del tálamo y de las radiaciones hace las diferentes zonas de la corteza, el llamado tálamo no especificó, como los núcleos intre laminares son conceptualizados como una extensión del sistema reticular activador ascendente. Muchas teorías apoyan el hecho de que la conciencia es el reflejo de procesos integrados que se derivan a su vez de interacciones neurodinámicas, en donde intervienen estructuras del tallo cerebral que se comunican a través de relevos panorámicos hacia la corteza.

Una extensión de esta teoría propone que la conciencia es un reflejo de un "mapeo de segundo orden" entre estructuras que se correlacionan "el primer orden", que emerge del mapeo que se hacen del tallo cerebral y las corteza cerebrales. Esto es conocido como un estado de proto-self que sería una imagen maquillada del cuerpo como sujeto la percibe, y que se ha propuesto sea integrada en la zona de la corteza de asociación parietal, occipital y temporal derecha. Los seres humanos tenemos ejemplos de fenómenos de activación experimental de esta zona por ejemplo con la estimulación magnética transcraneal y la inducción de autoscopía, mediante un engaño al cerbero con dos informaciones sensoriales truqueadas. La condición humana de incoherencia entre en sexo cromosómico (Hembra XX y Macho XY), y el cableado cerebral hipotalámico que impacta en una percepción de estar en un cuerpo de género equivocado, conocida como transexualidad, es un ejemplo de una estrategia de la naturaleza para limitar la capacidad reproductiva de las especies sin disminuir el deseo sexual.

Finalmente tenemos fenómenos en enfermedades humanas, como el miembro fantasma, la dismorfofobia y las anoréxicas (y tal vez algunas formas de obesidades mórbidas), en donde también hay una incongruencia entrecomo se perciben los pacientes versus el resto de las personas.

Otro principio básico de la conciencia y de los teóricos que la estudian es que la conciencia puede ser el resultado de una banda de onda electromagnética, que son utilizadas de continua para manejar y procesar información inconsciente. Las reacciones novedosa que requieren la demanda de nivel de conciencia elevado son rápidamente aprendidas mediante el diseño de un cableado de neuronas, en donde se consolidan hábitos, memorias de procedimiento, y habilidades complejas motoras, de esta forma la conciencia una vez que se aprende, envía esta in formación al inconsciente neurofisiológico, estos forman los procesos de aprendizaje consciente que son apoyados por estructuras con los ganglios basales, el sistema se reveló de la memoria de procedimientos y sistemas motores complejos.

ASPECTOS NEURODINÁMICOS DE

LA CONCIENCIA

Hebb tuvo la idea visionaria en 1949 de que pudiera haber una "asambleas de células reverberantes" para explicar aspectos de conciencia, esto fue un importante avance inicial para un enfoque neurodinámico. La Neurodinamica es una nueva disciplina de cómo hacer frente a la activación del cerebro que cambia con el tiempo. La perspectiva neurodinámica
 es complementaria de las perspectivas tradicionales que hacen hincapié en las estructuras tradiciones, sus conexiones y las comunicaciones con neurotransmisores y neuromoduladores. Pero se trata de entender cómo estas se modifican en función del tiempo y los cambios que se dan en las poblaciones neuronales (modelos de red neuronal, por comparación, no tiempo de referencia). El comportamiento de esto se ha medido por EEG, registro unitarios o magneto electroencefalografía (MEG) y también en la dinámica de liberación, interacción con receptores y otros eventos de los neurotransmisores. Estos medidas, "in vivo" en microdiálisis. La aproximación neurodinámica

hace los intentos de correlacionar estas aproximaciones de las diversas modalidades de medición con las comprobaciones del comportamiento y aspectos subjetivos, el reto se centra en el modelado de contexto-dependiente y la activación secuencial de estos transitorios neuronales altamente distribuidas en conjuntos de un momento a momento base.

Se requieren niveles elevados de resolución temporal para investigar, como la se hace las integraciones específicas neurodinamicas, en que se basan fenómenos como la "Qualia" o diversos contenidos subjetivos los cuales suelen ocurrir rápidamente, pero no instantáneamente [que exige, según algunos investigadores, alrededor de 300 mseg. La mayoría de las tecnologías de alta resolución temporal tiene mala resolución espacial más allá de la superficie del cerebro, e incluso el MEG no puede reconstruir aspectos neurodinamicos del tronco cerebral.

Sin la perspectiva neurodinamica, la neurociencia no puede especificar en la misma forma que la física, que procesos podría satisfacer los criterios importantes de isomorfismo que muchos teóricos consideramos esencial para contesta al problema: ¿Cómo es que ningún aspecto de la conducta de las neuronas pueden generar una experiencia fenomenológica equivalente a lo cotidiano? La mayoría de los teóricos de suponer que este puente debe ser construido por la búsqueda de propiedades de los grandes conjuntos neuronales (circuitos) que son funcionalmente isomórficos y temporalmente coincidente con la experiencia fenomenológica. La mayoría de los teóricos coinciden en que también el modelo debe desde la neurodinamica hacer la integración de los procesos de arriba-abajo y de abajo-arriba, y esto se aplica tanto a temprana (de abajo hacia arriba) y tarde (de arriba hacia abajo) corteza sensorial, así como a la cuestión más amplia de la relación entre tronco cerebral (de abajo hacia arriba) y la corteza (de arriba hacia abajo). En los modelos Neurodinamicos para explicar la selectividad (atención), la integración sensorial, y el sentido de la agencia en la conciencia que ser importantes puentes de hecho.

Uno de los aspectos más desconcertantes y sin embargo de las propiedades esenciales de la conciencia es su perfecta integración en una unidad fundamental. Muchos investigadores han sugerido que poblaciones de neuronas se coordinan a través de la generación de patrones o coherente oscilatoria de los sobres que la estructura integradora de la comunicación entre regiones del cerebro. Algunos investigadores postulan que el comportamiento de sincronización y de distribuidos entre estas poblaciones podrían constituir los cimientos esenciales para los aspectos neurodinamicos consciente de los estados de conciencia y de sus contenidos. Muchos, si no la mayoría de las teorías de la conciencia neurodinamicos son elaboraciones de conceptos neuroanatómicos básicos que hacen hincapié en las conectividades tálamo corticales , y hay relativamente poca neurodinámicos trabajo y más las posibles contribuciones de las estructuras por debajo del tálamo. Estas teorías proponen que las características esenciales de la integración funcional se logren al nivel tálamo cortical, tal vez en gran medida a través del funcionamiento y la conectividad de los sistemas inespecífico talámicos. Sin embargo, la lesión se correlaciona que hemos resumido en las anteriores

sugieren que estas secciones inespecíficos del sistema talámico depende en gran medida de los procesos más profundos de las regiones mesodiencefalicas, como el más grave trastornos de la conciencia son los daños provocados por debajo del tálamo. Otros investigadores han propuesto que la sincronización neuronal necesarias para la representación de objetos, la respuesta de selección, integración sensorio-motoras, y atención. Sugieren que la sincronización temporal de potenciales de acción en un milisegundo gama base de las respuestas de adaptación a través de la contratación generalizada de grupos neuronales.

Corticotectal (no sólo corticocortical) sincronización también ha sido encontrado a ser crucial, subrayando la importancia de las diversas estructuras reticulares revisado, con sincronización encuentra en el grupo superior colicuar en asambleas de neuronas funcionalmente coherente. Estos autores sugieren que el estímulo no tiene por qué provenir de la sensación externa, que como se ha dicho se genera internamente.

La teoría neuronal de Edelman (1987) de la selección de grupos neuronales no es diferente. Edelman y col sostienen que las representaciones surgen de una selección darwiniana-como grupos de neuronas, que estos grupos interactúan continuamente a través de "reentrada" (retroalimentación recíproca) y que la conciencia surge de una amplia coherencias neurodinámicos que permite reentradas.
El uso de un canal de 148-MEG, y un paradigma de rivalidad binocular, Edelman y Tononi (2000) encontraron que las respuestas neuronales a los estímulos visuales se producen en un gran número de regiones corticales, tanto cuando los sujetos perciben conscientemente el estímulo y cuando no lo hicieron. Sin embargo, consciente de la percepción como resultado diferencias altamente significativas: " Las respuestas neuromagneticas evocadas por un estímulo

más fuertes por 50-85 por ciento cuando los sujetos eran conscientes de que cuando el estímulo no eran conscientes "
Este aumento de la coherencia entre las diversas regiones del cerebro es afín con la hipótesis de que la conciencia refleja la rápida integración a través de reentrada. Tononni y Edelman en un trabajo que usan modelos neurodinamicos abogan por una coordinación selectiva tiempo dependiente, y la coordinación de conjuntos neuronales que se produce en el orden de milisegundos. Ambos de acuerdo en un modelo no jerárquica-que es, no hay ninguna referencia a las capas de vinculante en los diferentes rangos de amplitud o la complejidad de organización. Tononi y Edelman se refieren a un grupo de estados neuronales que son seleccionados y relegados y reseleccionados de acuerdo con la evolución de los objetivos y las necesidades del organismo. Damasio desarrolla un modelo, por el contrario, sugiere que sincronía se produce a través de un efecto jerárquico: Convergencia zonas situadas en la asociación cortical para crear la unión de grupos de menor nivel neuronal

Llinas como Ribary (1991, 1993), y Joliot et al. (1994) han hecho hincapié en la importancia de la banda gamma del espectro de potencia de 40 Hz y las oscilaciones de resonancias tálamo-cortical como esencial neurodinámicos bases de la conciencia. Milady, Llinas, así como Ribary (1993) estudiaron el espectro gamma de oscilación en el movimiento ocular rápido (REM), sueño y vigilia y se encontraron una fase coherente de actividad 40 Hz que se hizo evidente durante el sueño REM, así como durante la vigilia utilizando un canal de 37-el MEG. Esta fue la primera vez que fue coherente y observable un gamma que se encuentra en sueño REM. Gamma no se encontró durante el sueño de ondas delta, en donde la conciencia es atenuada o se presume que no existe. Hay pruebas de que las proyecciones del puente colinérgicos en el tálamo son esenciales para la corteza para organizar estos ritmos rápidos 40Hz de actividad oscilatoria de los estados y que los anticolinérgicos suprimen esto, esbozan un posible mecanismo para la inducción de estados confusionales por anticolinérgicos (Steriade et al., 1991). Walter Freeman, un pionero en la neurodinamica, ha hecho hincapié en la no lineal, caótico características de la población neuronal de comportamiento, lo que sugiere que lo esencial neurodinámicos de la percepción y la conciencia son no lineales. Freeman (1975) se acercó inicialmente a la población estudiada a través de la actividad del estudio del sistema olfativo, la utilización micro electrodos EEG de un 64-plomo. . Freeman propone que la corteza se somete a las transiciones en la reacción a los estímulos significativos, en la solución de una serie de patrones espaciales neural, un tipo de oscilatoria sobre que es generado por la dinámica caótica de la población. Freeman, que junto con Bressler (1980), acuñaron en primer lugar el término para describir la actividad de tipo gamma de este ampliado sincrónica actividad, sostiene que esta actividad surge sincronizados de rayos gamma de las poblaciones de excitación en las neuronas inhibitorias y votos negativos. Estímulos conducir el sistema en un estado más ordenado transitoriamente, en la que la actividad neuronal se puede modelar en términos de paquetes, patrones espaciales neuronales que tiene tiempo constantes muy de cerca la dinámica temporal de la percepción y otros contenidos en conciencia (300 a 500 mseg).

Él cita pruebas de que la sincronización es aperiódica

y caótica, la difusión de toda la banda de rayos gamma (40 a 70 Hz), y no se reducen a una sola frecuencia (por ejemplo, 40 Hz). Conciencia, de acuerdo con Freeman, surge de manera tal en que espacio y en el tiempo extenderse a través de los patrones neuronales de   rayos   gamma asegurar una amplia banda de integración de la actividad cerebral. Este tipo de actividad cerebral   no   permite   una   serie   de representaciones, pero una evolución muy plástico y sistema de significados para el organismo.

EMOCIONES Y SENTIMIENTOS.

El dormir y las ensoñaciones tienen un componente emocional relevante. Es evidente en la clínica, que una noche con un buen dormir, traerá como resultado un buen estado de ánimo y de energía. El dormir produce una recuperación de los niveles de glucógeno neuronal. Esto ocurre en la primera parte de la noche en el sueño de ondas lentas. Pero el soñar, parece tener una serie de funciones, al margen de la interpretativas. Una de estas es la regulación del tono emocional, mediante la activación de los sistemas neurovegetativos y emotivos. En esta sección revisamos este tipo de funcionesl del dormir.

Las emociones y los sentimientos, se ha alegado que son vagos y que de ahí su dificultad por su estudio y comprensión. La emociones tienen una representación neuronal con manifestaciones conductuales bien claras y observables, mientras que los sentimientos con el componente subjetivo, o si se quiere mental de dichas emociones, a los cuales solo tenemos acceso mediante la comunicación verbal. Los sentimientos, serían en un tono mas coloquial, los sentimientos de las emociones, o la representación mental de las emociones.

¿A qué se le puede considerar una emoción? Esta es una colección constante de respuestas fisiológicas que son activas en ciertas estructuras del cerebro, cuando está presente cierto objeto o situación. La emociones son parte de los sistemas con lo que estamos equipados para mantener la vida y la sobre vivencia. Esto significa, que la mayoría de las respuestas emocionales, están programadas en el genoma y que son el resultado del largo proceso evolutivo.

Se pueden describir tres grupos de emociones: emociones fundamentales; emociones primarias y secundarias.

Las emociones que vienen con el repertorio de la evolución, también son llamadas innatas, tienen una función de sobre vivencia. Por otro lado están otras emociones que se aprenden desde temprana edad, que ciertamente tienen sus raíces o elementos en las emociones innatas. Por ejemplo, un objeto de gran volumen, que se aproxima rápido, haciendo mucho ruido, produce una respuesta innata de miedo, en seres humanos y una gran cantidad de animales. El sobresalto podría ser un ejemplo de estas respuestas, mismo que fue estudiado por Darwin en su pequeño primogénito "Doddy".

Una serie de siluetas de humanos, que en situaciones normales no producen emociones, si se muestran con indumentarias, que hemos aprendido a reconocer como peligrosa, con gestos agresivos o armas, va a despertar también miedo. Todos los añadidos que he mencionado, a las siluetas, forman parte de elementos que se han aprendido a conocer como dañinos.

Las emociones primaria son también llamadas universales, estas son alegría, tristeza, temor, ira, sorpresa y enojo. Las emociones secundarias, son también llamadas sociales, y son: celos, vergüenza, envidia, culpa, orgullo.

Las emociones fundamentales o de mantenimiento, tienen que ver con factores que se gestan en el interior del organismo, como resultado del mantenimiento y necesidades del mismo organismo. Estas emociones se originan por estímulos internos. En el caso de las otras emociones el blanco de respuesta se observa nivel muscular y óseo, es decir movimientos, posturas, expresiones, Mientras que las emociones de mantenimiento el blanco es principalmente visceral. Las emociones fundamentales, nos producen tensión, sensación de fatiga, hasta que se logra su resolución.

Las emociones no están constituidas por un solo marco de respuestas sino por un conjunto de respuestas. Una emoción es siempre compleja, y es inducida por objetos, situaciones o representaciones mentales que se tengan de situaciones y objetos. El individuo, no tiene que estar atento o conciente los estímulos a los que se somete para generar respuestas emocionales.

Para algunas emociones hay una gran selectividad, por un lado del tipo de respuesta y por otro del estímulo que la genera. Lo anterior nos indica que hay una maquinaria muy específica a nivel neuronal, y por otro que hay una especificidad de respuesta ante estímulos únicos. Todo lo anterior indica un pasado evolutivo de esta relación entre estímulo y emoción.

Las emociones difieren en su forma de presentación. Pueden presentarse en forma de descarga única, con un patrón tipo descarga única, esto es un inicio rápido, un pico en su intensidad y un decaimiento en cuanto a la intensidad de las emociones. Algunos ejemplos de este tipo son. Ira, temor, sorpresa y disgusto. Otro grupo de emociones tienen un patrón mas duradero, como si fuera un ola. Tienen un inicio gradual, un periodo tipo meseta y un efecto final que declina lentamente. A este tipo pertenecen las emociones fundamentales o de mantenimiento. Cuando emoción se expresa de forma frecuente, o aún, si está presente por largos periodos de tiempo se puede expresar como humor.

El afecto engloba al humor, las emociones, los sentimiento y las necesidades. El dolor y el placer no son emociones, está formados por las mismas o pueden evocarlas. Las emociones producen liberación de sustancias químicas (hormonas y neurotransmisores), y/o activación de vías nerviosas que orquestan la respuesta del organismo.

Es muy aparente, que cuando se considera la fisiología de las emociones, uno observa que el estímulo que activa una respuesta emocionad es específico para la respuesta desencadenada. El tipo de estímulo que produce tristeza, alegría, temor, son muy consistentes en cada individuo del mismo grupo social, económico y cultural. Las respuestas generadas por la maquinaria genética y nerviosa son las mismas, esto es, se encuentran en un mismo repertorio de respuestas, lo que hace la diferencia de expresión entre los sujetos son los factores inhibitorios o modula torios que la cultura ejerce en cada individuo. No es que el estímulo que activa una emoción sea diferente, según la cultura o el nivel socioeconómico o de escolaridad, no, lo que ocurre es que hay un efecto inhibitorio aprendido de cada individuo y aún la ritualización de la expresión de las emociones en un contexto social. Hay que remarcar que los estímulos que activan las emociones, no son parte de la maquinaria de las emociones.

SECUENCIA DE ACTIVACIÓN DE LAS EMOCIONES

Estas tienen una organización compleja en la que intervienen una serie de elementos. El estimulo emocional competente (EEC), sería el evento que inicia el proceso. Este puede ser un evento en el medio ambiente, un recuerdo que se activa al detectar algo similar en el entorno. Esto lleva al estado de representación del proceso, que puede ser en cualquiera de las regiones somatosensoriales: visual, auditiva, olfatoria, táctil, o la combinación de estas,. Esto conduce a una activación de sitios ejecutores de respuestas emocionales en el cerebro. Estas últimas estructuras disparan la respuesta emocional con activación de regiones específicas del cuerpo y el reconocimiento de esto que es a lo que le llamaos sentimientos.

Algunas de las regiones del cerebro que se han identificado como sitios de activación emocional son la amígdala, situada en la profundidad de los lóbulos temporales, la porción mas anterior de los lóbulos frontales, también referida como la región prefrontal, y otras regiones como la corteza motora que rodea el cuerpo calloso, que se conoce como cíngulo o cinturón.

La amígdala, por ejemplo, es un aglomerado de neuronas que se localiza en los lóbulos temporales, y que funciona como una estructura que combina información auditiva y visual, para la ejecución de respuestas

190

emocionales, de manera relevante, aunque no exclusiva, con las respuestas que tienen que ver con la ira, el temor y la angustia. Las neuronas de esta estructura parecen estar sintonizadas para trabajar con emociones desagradable, más que las placenteras.

El lóbulo prefrontal es otra de las áreas cerebrales que modulan respuestas emocionales. Las neuronas de esta región, están más especializadas en la detección de estímulos emocionales mas complejos, por ejemplo aquellos que tienen que ver con factores naturales y aprendidos. Por ejemplo la empatía que se siente al contemplar una catástrofe. Esta zona del cerebro, a diferencia de la amígdala, está codificando EEC aprendidos, mientras que la amígdala funciona mas con EEC innatos.

Una vez que los sitios que detectan las emociones: amígdala, región prefrontal y cíngulo están activados, se requiere de otras estructuras que sean las ejecutoras de las respuestas emocionales. Estas áreas del cerebro son el hipotálamo y en el tallo cerebral zonas como el Locus Coeruleus, Área Tegmental Ventral y el Rafé Dorsal. Estructuras estas últimas que funcionan con neurotransmisores específicos: noradrenalina, dopamina y serotonina.

Las estructuras hipotalámicas y del tallo cerebral funcionan de manera sincronizada, de tal forma que activan una serie de eventos que constituyen la respuesta neurovegetativa, y cognitiva. La activación de las regiones que ejecutan las emociones, por ejemplo en el tallo cerebral, mediante electrodos, ha mostrado que produce estados conductuales emotivos similares a los que se observan naturalmente, como es el caso de pacientes con estimulación cerebral profunda para el manejo de la enfermedad de parkinson y en quienes la activación equivocada de neuronas en zonas equivocadas, produjo llanto, tristeza, desesperanza, mismos que desaparecieron unos segundos después que ocurrieron los estímulos. Es decir sin presentar la resonancia afectiva.

Los sentimientos son percepciones de las emociones

El proceso de darse cuenta de la emoción que impera es lo que se conoce como sentimiento, e involucra la auto percepción de las zonas del cuerpo que están activadas como respuesta de la ejecución de una respuesta emotiva. También se está percibiendo cierto estilo de pensamientos que denotan el estado emocional. Los sentimientos ocurren cuando un conjunto de mapas corporales llegan a un umbral que amerita ser detectado por la conciencia Lo expuesto previamente se contrapone con la idea que se tiene respecto a los sentimientos sólo como un conjunto de pensamientos con cierta temática.

El contenido esencial de los sentimientos esta en mapas cerebrales que detectan el estado en el que se encuentra el cuerpo. Ante el sentimiento de angustia, hay una ubicación corporal entre la región que corresponde al corazón y la parte superior del abdomen.

Los pensamientos por si mismos no pueden ser sentimientos, porque como se podría diferenciar entre ellos. Los sentimientos son percepciones y en muchos sentidos se comparan a otro tipo de percepciones. Las áreas cerebrales que con más frecuencia se activan ante la evocación de sentimientos son la corteza del cíngulo, la ínsula, el hipotálamo, el tálamo.

Aspectos históricos de la investigación en las emociones

La palabra emoción se ha intercambiado con la sentimientos, deseo, apetito y pasión desde la antigua Grecia. La ubicación de estas características de la subjetividad, tampoco ha sido una tarea sencilla. Demócrito, contemporáneo del padre d la medicina Hipócrates, en los siglos quinto y cuarto, previos a nuestra era, proponía una triada de estructuras vinculados con las emociones: cabeza, hígado y corazón La primera relacionada con los aspectos de la razón, el hígado con los deseos y el corazón con la ira. Esta concepción fue apoyada por Platón.

Fue Aristóteles quine primero enumera las emociones, que las hace equivalentes a las pasiones. "Apetito, ira, temor, confianza, envidia, gozo, amor, odio, vergüenza, y todos los sentimientos que acompañan al placer y el dolor".Aristótles distingue la capacidad de control sobre las emociones, que tienen los humanos y lo animales, subrayando que los hombres son susceptibles de presentar en ese sentido, la virtud o el vicio según se tenga o no el control sobre las emociones. Los brutos muestran sus pasiones de manera automática e instintiva, mientras que los seres humanos pueden y deben controlarlas. Esta forma de filosofar, tuvo repercusiones en las escuelas helénicas de filosofía, en especial en el estoicismo. Zenón (333/332-262 AC), diferencia, en los aspectos ético, mas que en los relacionado a la física y la lógica de esta escuela filosófica, lo que es el control de las emociones, para poder alcanzar la felicidad.

En "Le Passions de l'Ame", René Descartes reduce la vida emocional a seis estado básicos: Admiración (capacidad de maravillarse); amor, odio, deseo, gozo y tristeza . Su contemporáneo inglés Thomas Willis, cuya trabajo sobre la anatomía y vascularización del cerebro fueron los pioneros en es tipo, coloca los aspectos de la circulación de la sangre en ese contexto.

El estudio científico de la expresión facial se hizo sólo hasta el siglo XIX. Sir Charles Bell, publicó en 1806, su libro: "Essays on the

Anatomy of Expression in Painting". Este neurólogo, se dedicó a disecar caras, a las cuales les retiraba la piel y la grasa, para obtener sólo los músculos. Él mismo fue un dibujante y pintor dotado, quien sostenía que los seres humanos estábamos diseñados con músculos específicos para manifestar las emociones en la cara. EL hizo descripciones de pacientes afectados por parálisis de cara, en lo que después sería denominado como "Parálisis de Bell". Bell notó que las emociones seguían estando presentes, aún cuando no se pudieran exteriorizar.

Pero fue Duchenne de Boulogne, quien más empeño mostró en el estudio de la relación que hay entre emociones y expresión facial, a él se le atribuye las primeras contribuciones de la fotografía clínica, a las publicaciones médicas. Publicó un libro llamado "Mécanisme de la Physionomie Humaine" en donde trató de demostrar que para estado emocional había una activación particular de ciertos músculos de la cara. Por ejemplo el llamaba al músculo zigomático mayor, el "músculo del gozo" y a otros que abatían la mirada, "Los músculos del llanto". Los trabajos de ambos investigadores llamaron la atención de Sir Charles Darwin.

Darwin publica, después de dudarlo por un gran tiempo, "On the Origin of the Species" en 1859, la lucha que sostuvo entre sus ideas religiosas, y su hallazgos en el viaje como naturista del Beagle, habían sido la causa de sus vacilación. Las emociones como factores adaptativos y parte del acervo de respuestas adquiridas evolutivamente , fueron esbozadas en un siguiente libro: "The Descent of Man and Selections in Relation to Sex", sin embargo, en donde ingresa de manera total en el tema de las emociones es "The Expresión of the Emotions in Man and Animals"- Libro en el cual utilizó muchas fotografías que Duchenne de Bologne le facilitó.

El mismo Darwin intuyó que no todas las emociones eran innatas o heredadas, y que habría que estudiar el desarrollo de las mismas en los niños recién nacidos, para poder entender este proceso. Para tales fines estudió a su primer hijo "Doddy" (William Darwin). Él observó que algunas respuestas emocionales estaban ya presentes a los pocos días de nacido Doddy. Por ejemplo, las reacciones de sobresalto ante sonidos intensos. La ira se hizo notoria hasta la décima semana, y era la respuesta ante los cambios en la temperatura de la leche. A lo 4 meses, el bebé mostraba datos emocionales al tirar objetos de manera repetida y escuchar el sonido en el piso. Algunas emociones innata, concluyó Darwin, requieren de práctica y modulación, durante las etapas tempranas de la vida.

Los lóbulos frontales, se fueron perfilando, a fines del siglo XIX, como sitios que podrían estar ejerciendo el papel de modulación de las emociones. Un accidente y muchos casos clínicos de tumores, fueron perfilando a esta región del cerebro como la gran reguladora de las emociones.

El caso de Phineas Gage (1823-1860), ha pasado a ser un hito en ese campo. Gage era un joven capataz, de una compañía constructora de ferrocarriles en Estados Unidos de América. Cumplido, responsable, cuidadoso de las formas sociales, sufrió una herida, al dejar caer una barreta de acero de casi un metro de longitud y seis kilos de peso, cuando se encontraba mirando por sobre su hombro derecho hacia atrás. Al caer la barra golpeó en una piedra que contenía pólvora y la proyecto hacia arriba, el resultado fue una herida fenomenal pero no mortal en Phineas Gage. El orificio de entrada en la base del pómulo izquierdo, y la salida en el cráneo, del lado derecho. A las semanas de recuperación, Phineas estaba listo para trabajar, sólo que su personalidad y respuesta a las emociones habían cambiado para siempre. Ahora era irresponsable, soez, poco cuidadoso y sobre todo indolente, con poca reactividad emocional. Sobrevivió doce años y medio a su accidente. Su caso atrajo paulatinamente la atención de los médicos, entre de ellos John M . Harlow, y Henry Bigelow, quienes obtuvieron permiso para exhumar el cuerpo de Gage, y obstener el cráneo, mismo que junto con la barreta se encuentran en el museo de la Escuela de Medicina de la Uniersidad de Harvard en Boston.

NUEVOS PARADIGMAS DE LA SINAPSIS AL CONECTOMA

La auto cognición es una propiedad emergente del cerebro humano. Los circuitos cerebrales que generan este tipo de conocimiento son múltiples y multidimensionales en sus propiedades físicas y funcionales. Esta certeza está justificada por los miles de reportes sobre accidentes en donde las víctimas sobrevivieron.

Además de esos circuitos, se requiere que estos estén trabando en su estado máximo de eficacia, para la cual se requiere de una regulación o afinación de la sinapsis. Tenemos evidencias de que el sueño tiene un impacto sobre la sinaptogenesis. Este es el proceso en el que se hace nuevas conexiones entre las neuronas. Pequeños botones, llamados espículas, sufren modificaciones durante esta fase del dormir.

Esta hipótesis ha sido desarrollado por Giulio Tononi y Chiara Cirelli, que proponen que una de las funciones del sueño de ondas lentas, es decir la fase en donde hay menos actividad cerebral, pero sobre todo cortical, es cuando, después de una vigilia prolongada, en la que se han creado nuevas sinapsis, y un incremento de la red nerviosa. El sueño de ondas lentas, es una actividad que se observa en el EEG con ondas de 0.5 a 4.5 Hz. Esta fase del sueño, se regula en función de la calidad de la vigilia previa (hipótesis del tipo de la homeostasis: a mayor cantidad de vigilia mayor calidad de sueño, esto es aumento de ondas lentas). La vigilia está asociada a un estado de potenciación y utilización de la sinapsis, mientras que en el sueño de ondas lentas se busca una recuperación que en términos bioquímicos a nivel de la sinapsis es bajar la densidad de los receptores y recuperar su afinidad por sus ligando.

El sueño es entonces, una función que tiene como una de sus metas el regular el proceso plástico cerebral. Sin embargo, la corteza cerebral no puede estar inactiva por periodos largos, ya que se crea una dificultad en la activación ulterior. Esta sería una de las funciones del sueño de movimientos oculares rápidos o sueño MOR, activar periódicamente a lo largo del sueño (cada 90 a 120 minutos) la corteza cerebral).

El Sueño de ondas lentas o estadios 3 y 4 en el humano tiene como una característica el poseer poca actividad mental, por lo menos al despertar a personas en esta fase del sueño, no es común que reporten en soñaciones, se muestran confusos y esta es la fase en la que los niños presentan terrores nocturnos y sonambulismo. Un grupo de investigadores encontró que la corteza cerebral, parece estar fragmentada en el sueño de ondas lentas. Ellos utilizaron la estimulación transcraneal magnética, aplicada a la zona pre-motora (área 6) y la actividad EEG se registró con la técnica de alta densidad de electro encefalografía. En estado de despierto, los voluntarios estimulados, en la zona frontal irradiaban cambios a diferentes áreas de la corteza, sin embargo, en sueño de ondas lentas no se da esa conectividad, por lo que se supone que puede estar ocurriendo una parcelación o pérdida de la continuidad cortical. En el sonambulismo pero sobre todo en los terrores nocturnos el niño de incorpora gritando, con manifestaciones neurovegetativas intensas, de tipo sudoración, palidez, midriasis, y no reconoce a sus familiares, y ante un espejo no se reconoce a sí mismo, condición que refuerza la idea de la continuidad cortical como un elemento clave en la auto cognición.

La sinapsis, como el paradigma de la investigación en neurociencias clínica está dando ya paso a un concepto más integrativo, el nombrado CONECTOME, y que sería una manera organizada en la que diferentes neuronas conforman circuitos con unas funciones específicas. Una neurona y la complejidad de sus sinapsis, no son aún un terreno útil para explicar los aspectos cognitivos en la dimensión de la conducta humana, entonces el sistema de funcionamiento para cuestiones tan complejas como el auto reconocimiento debe de estar utilizando una serie de circuitos, que esperan ser descubiertos en las próximas décadas (Ver figura 10). Por circuitos neuronales, nos referimos a un conjunto de células nerviosas que están acopladas para una o más funciones. El concepto de conectome, implica unidades discretas de funcionamiento neuronal acoplado.

CIRCUITO NEURONAL (CONECTOMA) IMPLICADO EN LA REGULACIÓN DEL ESTADO DE ÁNIMO figura 10

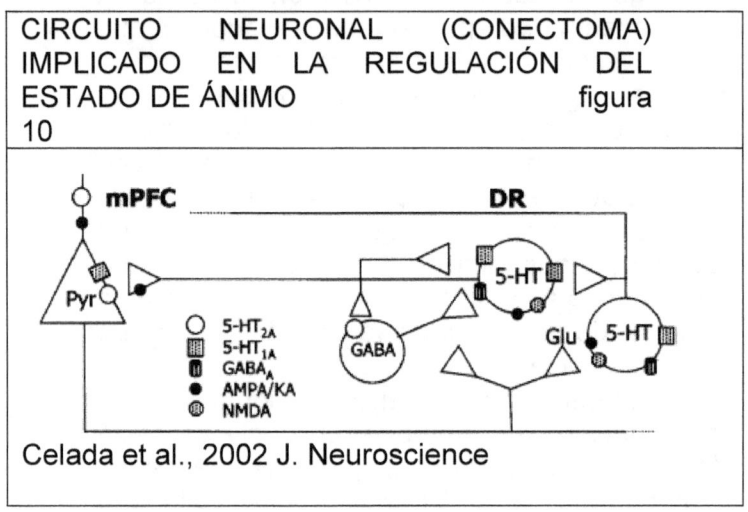

Celada et al., 2002 J. Neuroscience

EL LENGUAJE Y LA TEORÍA DE LA MENTE.

El lenguaje no es pensamiento, pero si actividad mental. Al igual que la retina es la única parte del sistema nervioso a la cual tenemos acceso de manera más o menos simple, lo mismo podemos decir de lenguaje y la mente, es una manera burda que sabe que existe, lo mismo otro tipo de actividad conductual. Así como la retina no es El cerebro, sólo la parte del sistema nervioso; también el lenguaje no es la mente 1000 pensamiento son una parte de ellos.

El lenguaje aparte del siglo XX y de la figura de uno de los lingüistas más importantes de ese siglo, Noam Chomsky, se vuelve un objeto de estudio por psicólogos, lingüistas, neuro científicos, y filósofos. El estudio del lenguaje ha llevado a concluir que es un tipo distinto, y que como tal independientemente del tipo de lenguaje, se tiene ya el programa cerebral para trabajar con un lenguaje. Esta función, esa que más y eficazmente nos separa de las computadoras las cuales y bien pueden generar, a gran velocidad cálculos matemáticos, no pueden discriminar y elegir que una serie de patrones como son las caras las formas las entonaciones, y otros estímulos que los seres humanos hacen con facilidad.

Las características del lenguaje hablado son las siguientes:

1. El lenguaje hablado es parte de los procesos mentales.

2. El lenguaje tiene una influencia y a su vez es influenciado por los procesos mentales superiores.

3. El lenguaje puede tener tres dimensiones: una forma social de comunicación; de actividad intelectual y un método para organizar parte de las funciones mentales.

4. El lenguaje puede tener una serie de subdivisiones, se puede hablar de lenguaje en París y Bonn o decodificador; el cual es el lenguaje receptivo o la percepción de los sonidos que transformamos en el lenguaje en la zona sensorial del mismo, situado en el lóbulo temporal en la parte posterior. El lenguaje también puede entenderse en a partir de lectura, escritura y del lenguaje llamado no verbal que vamos a comentar más adelante.

5. El lenguaje tiene una estructura, verticales, y sintáctica

Seis. Hay un componente semántico de lenguaje que abarca tanto el sentido como el significado.

7. El lenguaje está conectado con fenómenos de la naturaleza. Esto explica el porqué algunas palabras en algunos idiomas tienen un sonido fonético.

Una de las formas que sea utilizado para estudiar los orígenes de lenguaje, está en los niños y sus estrategias de aprendizaje del lenguaje. Estas estrategias de aprendizaje demuestran que hay una mezcla de habilidades, las cuales no puede ser predecibles, en función de la estipulación o de otras variables. Uno de los mitos existía respecto lenguaje, era que la variabilidad de los lenguajes condicionaba el estilo de pensamiento y costumbres. La visión de Chomsky fue totalmente radical, si lenguaje es un instinto no importa de cultura se observe. En su libro, "conducta verbal" Chomsky argumentaba, que algunos aspectos de las tradiciones reforzaban algunos aspectos del aprendizaje pero tenían poco que ver con la adquisición del lenguaje. Si lenguaje es un instinto, una facultad innata, realmente lo que hacen los niños en el proceso de aprendizaje de un lenguaje es ponerle etiquetas a ciertos conceptos.

Aunque todavía está esto a debate, Chomsky propuso en el año de 1988 que éste era exclusivo de la naturaleza humana y para sustentar lo anterior, emitió tres propuestas:

1. El lenguaje parece ser una verdadera propiedad de la especie humana.

2. El lenguaje está estrechamente relacionado con el pensamiento, la acción y las relaciones sociales.

3. El lenguaje es accesible al estudio científico.

Chomsky propuso una gramática universal, en donde lo que hacen los niños es colocar los nombres que van aprendiendo a los conceptos que ya tienen prefabricados, y natos. Tal como lo había propuesto, hay una base genética que sustente las propuestas de Chomsky. El lenguaje tiene asimismo, un papel regulador de la conducta. Esto equivale un a decir que el lenguaje tiene un funcionamiento más de los que ya se han descrito, en los sistemas de regulación del sujeto. ¿Qué utilidad tiene el anterior? Puede ser utilizado como un reflejo de orientación, es decir ante una serie de estímulos nuevos, a los cuales se trata de identificar y nombrar. El lenguaje también tiene una función autocrítica en el cuadro puede ser colocado en una posición dialéctica, contrastando y evaluando lo que se hace.

La idea de que formas no humanas por ejemplo primates delfines a hienas y otros tengan un rudimentario sistema de lenguaje cada vez cobra más peso. Sin embargo los seres humanos destacan en este punto porque es puede mantener actividad lingüística, u orales por mucho tiempo.

TEORÍA DE LA MENTE

El procesamiento de las emociones.

Se propone que hay seis emociones básicas independientes de la cultura en la cual se estudian. Estas son: felicidad, tristeza, disgusto, enojo, temor, y sorpresa. Estos estudios se hicieron comparando la forma en que la cara expresaba estas emociones, a lo largo de diferentes culturas. Las emociones también pueden ser evaluadas dependiendo de su valencia, es decir si son agradables o desagradables o de su grado, esto es qué tan intensa es una emoción. Así uno puede encontrar mayor variedad para el estudio de las emociones (ver figura)

También se habla de emociones complejas como son los celos, el orgullo, la vergüenza y la culpa como las cuales pueden ser diferentes a las seis emociones básicas y son fácilmente reconocibles en las diferentes caras. Estas emociones complejas pueden ser moduladas por factores culturales, lo cual difiere de las seis emociones básicas.

El sustrato neural de los procesos emocionales.

Una de las zonas que primero se estableció como parte de los circuitos involucrados en las emociones es el sistema límbico. Constituido por regiones que incluyen el hipocampo, la corteza del cíngulo, el hipotálamo, en lo anterior del tálamo y la corteza prefrontal. Estas estructuras se añaden a la amígdala como el centro de reconocimiento del temor. Ya se ha mencionado que en los simios, la lesión bilateral de este grupo de núcleos llamados amígdala, proporcionan un síndrome en donde el animal tiene tendencias poco comunes, como son hipersexualidad, llevarse a la boca inclusive objeto sin valor alimenticio, alterar sus esquemas de dieta y orientación sexual. Esto se ha explicado como una pérdida de asociación entre los valores emocionales adjudicados a cada conducta.

Las lesiones de la amígdala en el ser humano proporcionar una incapacidad para el reconocimiento de las emociones en la cara. Se tienen incapacidad para reconocer las emociones básicas de valencia negativa entre otras como es la ira el enojo. Otra zona importante para la manifestación emociones de disgusto está ubicada en la ínsula.

El contacto que se hace con los ojos entre dos seres es muy importante para establecer una comunicación. Esta conducta se observan ya en macacos y otros primates además de los seres humanos. Los niveles de dominancia y subalterno se pueden ver iniciados desde los primates mediante la fijación de mirada. Esto ha llevado a argumentar que la dirección y detección de los ojos es un componente ingrato de la cognición humana, que permite la interacción y la aproximación a diferentes niveles entre nuestros congéneres. Las neuronas que intervienen en estas pautas de comunicación conductual, están en la zona temporal superior se ha observado que hay células que responden a este tipo de patrones de fijación de la mirada y aproximación. Los niños con autismo pueden detectar cuando una persona dirige sus ojos hacia ellos aun cuando ellos no puedan mantener el contacto visual.

El estudio de la conducta emocional y sus implicaciones sociales fue iniciado por Darwin utilizando para esto a uno de sus hijos y el naciente uso de la fotografía o daguerrotipos. En la actualidad sabemos que mucho de la evolución de nuestro cerebro se debe en parte al desarrollo de circuitos que intervienen en la comunicación e interacción sociales.

La empatía se refiere a la habilidad para apreciar a los otros en un conjunto de señales de tipo comunicativo. Es una experiencia de decodificación del lenguaje y evaluación de las emociones que apreciamos en nosotros con respecto a las muestras. La teoría de la simulación está basado en la posibilidad de asumir que podemos percibir las acciones y expresiones emocionales de los otros utilizando los mismos recursos neuronales y cognitivo, que utilizaríamos en caso de que estuviéramos desde la perspectiva del otro. La empatía es uno de los instrumentos que utilizamos para la apreciación artística por ejemplo el papel de los actores, la imaginación que desarrollamos cuando leemos un libro y los sentimientos que se provocan al ver una obra de teatro, una película o inclusive un cómic. Es importante anotar que ciertas estructuras como la ínsula, la amígdala y la corteza prefrontal están interviniendo en este tipo de integración cognitiva. En la teoría de la simulación se asienta la llamada teoría de la mente, la cual se basa en la habilidad para poder presentar los estados mentales de los otros por ejemplo sus pensamientos, deseos, creencias e intenciones.

En el autismo El cual se puede definir como la presencia de patrones anormales de comunicación y una restricción de las actividades y repertorios para la interacción social todo este tipo de interacciones están disminuidas. Estas una condición que se presenta en el desarrollo en edades tan tempranas como los tres años y puede ser permanente. Una forma menos severa de autismo y de presentación más tardía es el síndrome de en El cual no hay un retraso en la adquisición del lenguaje e inclusive puede haber un desarrollo cognitivo adecuado entre paréntesis (ver la película Rain Man)

El sustrato neurológico de la teoría de la mente tiene los mismos elementos de la función de marginar. Los lóbulos temporales sobre todo las regiones que se activan en los procesos semánticos participan en este fenómeno. También la región parietal y temporal la zona de unión de las mismas. Esta sería una corteza de asociación relevante para estas funciones finalmente estarían las orquestas pre frontales en su región medial.

EL SOCIOPATA COMO UN TRASTORNO DE LA TEORÍA DE LA MENTE.

Este tipo de personas se consideran autónomas y con fuerza en sí mismas. Creen tener derecho para violar las normas y reglas impuestas. La personalidad antisocial "primero pega y luego pregunta". Pueden delinquir abiertamente o bien ser más sutiles y estafar mediante astutas manipulaciones. Su creencia es que el mundo es injusto y yo merezco tener aquello que tienen otros. Sus actos delictivos siempre están justificados por ellos. No hay normas, no hay distinción entre el bien y el mal. Las personas con personalidad antisocial (en otro tiempo llamada psicopática o personalidad sicopática), la mayor parte de las cuales son hombres, muestran desprecio insensible por los derechos y los sentimientos de los demás. Explotan a otros para obtener beneficio material o gratificación personal (a diferencia de los narcisistas, que creen que son mejores que los otros). Característicamente, tales personas expresan sus conflictos impulsiva e irresponsablemente. Toleran mal la frustración y, en ocasiones, son hostiles o violentas. A pesar de los problemas o el daño que causan a otros por su comportamiento antisocial, típicamente no sienten remordimientos o culpabilidad. Al contrario, racionalizan cínicamente su comportamiento o culpan a otros. Sus relaciones están llenas de deshonestidades y de engaños. La frustración y el castigo raramente les ocasionan la modificación de sus conductas.

Las personas con personalidad antisocial son frecuentemente proclives al alcoholismo, a la toxicomanía, a las desviaciones sexuales, a la promiscuidad y a ser encarceladas. Son propensas a fracasar en sus trabajos y a trasladarse de un sitio a otro. Frecuentemente tienen una historia familiar de comportamiento antisocial, abuso de sustancias, divorcio y abusos físicos. En su niñez, generalmente, fueron descuidados emocionalmente y con frecuencia sufrieron abusos físicos en sus años de formación. Tienen una esperanza de vida inferior a la media, pero entre los que sobreviven, esta situación tiende a disminuir o a estabilizarse con la edad.

A nivel neurológico hay una serie de evidencias de falta de conexiones con lóbulos pres frontales. Lo cual pudiera explicar aspectos de impulsividad. También que tienen una muy pobre capacidad para leer los sentimientos de los demás, es decir una escasa teoría de la mente. Estas personas conocen la diferencia ente el bien y el mal, pero se le hace absurda. Ejemplos cinematográficos de estos personajes se muestran en la tabla 6.

CRITERIOS DEL DSM-IV-TR PARA SOCIOPATA. Tabla 5
1. "Calidez" superficial y "buena" inteligencia.
2. Ausencia de delirios y otros signos de pensamiento irracional-
3. Ausencia de nerviosismo o de otros signos de disturbios psiconeuróticos.
4. No confiables
5. Falta de sinceridad y de confianza.
6. Falta de remordimiento o culpa.
7. Conducta antisocial
8. Juicio pobre e incapacidad para aprender de la experiencia previa.
9. Egocentrismo patológico e incapacidad para amar
10. Pobreza en la mayoría de las reacciones afectivas.
11. Falta de introspección.
12. Falta de respuesta a las relaciones interpersonales.
13. Pocas veces comenten suicidio
14. La vida sexual es impersonal y poco integrada
15. Incapaces para seguir planes vitales.

Las relaciones entre cerebro y lenguaje está bien establecidas cabe mencionar dos personajes que abrieron esta perspectiva. Uno de ellos llamado Bouillaud (1825). El público un informe de 114 casos, en donde se documentaron la correlación entre lesiones cerebrales y manifestaciones clínicas. El otro personaje también francés fue Paul Broca, quien el año de 1861 un presentó un trabajo en la Sociedad antropológica de país en donde demostraba que los hombres diestros, que tenían alteraciones en el hemisferio izquierdo, a nivel de la tercera circunvoluciones frontal es decir localizada, en la parte inferior y posterior desde cinco. A esta área se le conoció después como el haría de Broca, y a su defecto o lesión se denominó afasia motora.

Diez años después otro neurólogo, esta vez alemán llamado Wernicke, (1874) identificó otra zona en el mismo hemisferio izquierdo pero en la región temporal cercana a la cisura lateral cuya lesión, producía dificultades para entender el lenguaje hablado. A esto se le conoció como afasia sensorial.

Una de las dificultades que han tenido los psicólogos evolucionistas es el poder justificar, la relativa falta de continuidad entre el lenguaje de especies diferentes al hombre. Se sabe que hay una separación del homo sapiens, del resto de los primates y ocurridos aproximadamente

214

de cinco a 7 millones de años. Sin embargo con la decodificación del genoma, tanto de chimpancés como de seres humanos se pudo apreciar que tenemos una concordancia del 99%. Esto ha llamado la atención de los antropólogos y zoólogos, así como de psicólogos Andrea cognitiva, de tal forma que quizás, se ha estado teniendo poco cuidado en observar a esta especie.

El estudio cognitivo deshecho de los primates, sobre todo el chimpancé, permite decir que tiene una conciencia al parece o rudimentaria, además de una serie de diferencias masivas, en el lenguaje.

El lenguaje consta de un léxico compuesto de palabras y conceptos que éstas representan, de un conjunto de reglas que combinan las palabras para expresar relaciones entre los conceptos, es decir una gramática mental. Este es el modelo que tienen todos los idiomas del mundo, de tal manera que si hay los elementos para considerar al idioma un instinto. Lo interesante del lenguaje, es que al ser una parte de nuestra mente, al generarse dentro de esa mente a comunicarnos con el otro estamos simultáneamente comunicando nuestra actividad mental. Respecto la gramática generativa, término que acuñó Chomsky podríamos decir que el conocimiento de una lengua supone la habilidad implícita de entender una cantidad casi infinita de oraciones. Por lo que se requiere de reglas que permitan la combinación estas estructuras. Los elementos sobre los que actúa la reglas gramaticales son los componentes sintáctico, fonológico, y semántico.

El componente sintáctico especifica un conjunto infinito de objetos formales y abstractos, que tienen un referente El cual es entendido por las personas que hablan ese mismo idioma. El componente fonológico determinada las entonaciones y forme más es decir está relacionado con una estructura generada por el componente sintáctico. Finalmente está el componente semántico que es el que permite interpretar el sentido de toda la oración. Chomsky comenta que en el área de la semántica, para cada oración, hay una estructura latente (subyacente), que determina su interpretación semántica. Hay otra estructura denominada patente (superficial), que determina su interpretación fonética. Estos elementos fueron la base sobre la cual se fue articulando la teoría de Chomsky.

Steven Pinker, uno de los alumnos más distinguidos de Chomsky en su libro "el distinto del lenguaje: cómo crear el lenguaje la mente" as un primer alegato respecto a la idea generalizada, de que el pensamiento es equivalente por lo mismo que lenguaje. Esta idea está equivocada, ya que existen evidencias de que muchas personas piensan simultáneamente utilizando varias funciones no puede ser imágenes, emociones, y una que otra palabra. También hay quien piensa además de con los anteriores elementos, con algo de música la cual finalmente también es un tipo de lenguaje. El argumento de que pensamiento igual a lenguaje, o que lenguaje modifica el pensamiento, hay una intención velada en el mejor de los casos de justificar su por el Macías idiomas, razas y nivel socioeconómico. Este tipo de hipótesis se denominó determinismo lingüístico. Algunas de las figuras de la antropología norteamericana de los siglos 19 y 20, fueron sus más ardientes defensores con antropólogos y antropóloga as de la talla de Margaret 100, quien es ahora encontramos hacían las cosas a veces no les aligera. La manera como justificaban la diferencia entre lenguaje y pensamiento, es burda y no recuerda como cuando los científicos o pseudo científicos quieren demostrar a toda costa sus hipótesis, llegan a cometer una serie de pillerías. En este caso un uno de estos personajes fue Worth, que en un aficionado a la lingüística y que si nunca haber visto a un apache hace unas traducciones literales de algunas canciones y fragmentos de esta cultura que traducirlos en El y literalmente sonaban con un estilo incoherente. Este personaje y otros que le secundaban llegaron a decir que en era la diversidad de lenguajes, una prueba más de la heterogeneidad del pensamiento humano.

¿Cómo se relacionan los hemisferios cerebrales y el lenguaje?

Desde los descubrimientos de broca, de que el hemisferio izquierdo la mayoría de los seres humanos en el hemisferio dominante para las cuestiones de lenguaje se empezó a sospechar, de una asimetría cerebral esto fue comprobado años más tarde, por Roger Sperry, quien estudió a pacientes que habían sido sometidos a una cirugía para epilepsia, que consistía en El separar ambos hemisferios cerebrales cortando a nivel del cuerpo calloso. El resultado era tener incomunicados los dos hemisferios cerebrales. En este modelo se pudo observar que en el hemisferio izquierdo, se gestaron algunos aspectos como la parte motora del lenguaje cierto estilo de tipo agresivo un, con un razonamiento más de tipo

Las dificultades para el estudio del lenguaje y a través de él la mente.

Muchos investigadores lingüistas y cognitivos, se ha lanzado la búsqueda de una unidad de conciencia a través del lenguaje uno de sus personajes es Jerry Fodor, según él el modo de percepción de oraciones que suministra una representación del mensaje del hablante en forma textual y, sin distorsiones introducidas por los sesgos y expectativas del oyente, es un ejemplo de una unidad de conciencia universalmente estructurada. Sin embargo lo llena ciertos aspectos de objetividad. La unidad que conciencia, tiene que tener una forma de ser estilizada es decir numérica. Sin embargo esta aproximación puede ser interesante, si se logra generar algún otro objeto o variable que pueda ser medida.

La relación entre mente-cerebro, no ha tenido muchas contribuciones o por lo menos diferentes, de la lingüística. Se apareciera el modelo imperante tanto en los lingüistas como los neurólogos, psicólogos sigue siendo el cartesiano. La persistencia de términos como mental, cerebral, son la mejor prueba de lo que se ha dicho. Por ejemplo, el manual de enfermedades psiquiátricas de la asociación psiquiátrica americana, se llama Manuel estadístico de las alteraciones mentales. Este es en gran parte el tipo de lenguaje que tenemos coloquialmente: "estabas en mi mente"; "no te pude borrar de mi mente". La persistencia de estos términos en la psiquiatría contemporánea es más que notable. Una de las personas que más ha trabajado en la investigación biológica y psicosocial de los trastornos de personalidad es Cloninger, quien comentó que los términos: "biomédico" y "psicosocial" definen dos formas aparentemente separadas pero que del fondo son lo mismo. Hay una polaridad en el padrón estereotipado del pensamiento de las personas en donde todo lo que gira en el área del ojo biológico, tiene que ver con medicamentos, con terapia electro convulsiva, con métodos físicos. Mientras que todo lo que está en la vía de la psicoterapia tiene que ver con los aspectos mentales con la comprensión con la empatía. Esta visión de entrada es totalmente falsa. Sin embargo muy explotada por algunos colegas.

En la actualidad la mayoría de los trastornos psiquiátricos se conceptualiza en común amalgama de factores genéticos estructurales y psicosociales. El hecho de que después de una gestación larga (nueve meses), se tiene un periodo de inmadurez en El cual la mayoría de las conexiones con los sistemas motores están en la fase de formación, lo mismo ese lenguaje, y otras actividades conductas netamente humanas. La razón evolutiva, es el poder tener un gran margen de adaptabilidad; de tal manera que dependiendo de las condiciones en las que nazca el niño, del tipo de alimento, clima, calidad de padres y otros factores, el sistema nervioso se va moldeando para crear una estructura útil en las circunstancias las que ha nacido. El hacer con un sistema rígido y ha transformado y su posibilidades de cambio llevaría a más muertes infantiles, esto explicado por las constantes movilizaciones de nuestra especie. El ambiente desempeñe un papel importante para la formación de patrones de conducta, el lenguaje no es la excepción. Si un niño de padres norteamericanos nace Japón, y se da en adopción a una familia japonesa, y nunca tiene contacto con sus padres biológicos ese niño hablar japonés, lo cual no implica que no pudo dar otro idioma y tampoco podríamos decir que tendrá facilidades para hablar inglés si nunca ha estado en contacto con sus padres.

REFERENCIAS

1. Alvaro LC: Hallucinations and pathological visual perceptions in Maupassant's fantastical short stories--a neurological approach. J Hist Neurosci 2005; 14(2):100-115

2. Arciniegas DB, Beresford TP. Neuropsychiatry: An introductory approach. Cambridge University Press, United Kingdom 2001.

3. Aserinsky E, Kleitman N: Regularly occuring periods of eye motility and concomitant phenomena during sleep. Science 1953; 118273-274

4. Atmaca M, Aydin A, Tezcan E, Poyraz AK, Kara B: Volumetric investigation of brain regions in patients with conversion disorder. Prog Neuropsychopharmacol Biol Psychiatry 2006; 30(4):708-713

5. Bateson AN: The benzodiazepine site of the GABAA receptor: an old target with new potential? Sleep Med 2004; 5 Suppl 1S9-15

6. Blackemore SJ, Bristow D, Bird G, Frith C, Ward J: Somatosensory activations during the observation of touch and a case of vision-touch synaesthesia. Brain 2005; 1281571-1583

7. Blackemore SJ: OBEs, lucid dreams and imagery: two surveys. J Am Soc Psychical Res 1982; 76301-317

8. Bonanni E, Cipolli C, Iudice A, Mazzetti M, Murri L: Dream recall frequency in epilepsy patients with partial and generalized seizures: a dream diary study. Epilepsia 2002; 43(8):889-895

9. Boussaoud D: [The planning of action: can one separate attention from intention?]. Med Sci (Paris) 2003; 19(5):583-591

10. Bradshaw JL. Developmental disorders of the frontostriatal system. Psychology Press, United Kingdom, 2001.

11. Brown RJ: The cognitive psychology of dissociative states. Cognit Neuropsychiatry 2002; 7(3):221-235

12. Brugger P: Reflective mirrors: perspective taking in autoscopic phenomena. Cogn Neuropsychiatry 2002; 7179-194

13. Cheyne JA, Girard TA: Spatial characteristics of hallucinations associated with sleep paralysis. Cognit Neuropsychiatry 2004; 9(4):281-300

14. Cicogna PC, Bosinelli M: Consciousness during dreams. Conscious Cogn 2001; 10(1):26-41

15. Decety J, Jackson PL: The functional architecture of human empathy. Behav Cogn Neurosci Rev 2004; 3(2):71-100

16. Dening TR, Berrios GE: Autoscopic phenomena. Br J Psychiatry 1994; 165(6):808-817

17. Devinsky O, Feldmann E, Burrowes K, Bronfield E: Autoscopic phenomena with seizures. Arch Neurol 1989; 46(1080):1088

18. Di Filippo M, Tozzi A, Costa C, Belcastro V, Tantucci M, Picconi B, Calabresi P. Plasticity and repair in the post-ischemic brain.

19. Elchenbaum H. Declarative Memory: Insights from Cognitive Neurobiology. Annual Review of Psychology, 48: 547-575, 1997.

20. Ekimova IV, Pastukhov I: [GABA-ergic mechanisms of the ventrolateral preoptic area of the hypothalamus in regulation of sleep and wakefulness and temperature homeostasis in pigeon Columba livia]. Zh Evol Biokhim Fiziol 2005; 41(4):356-363

21. EmerY NJ, Amaral DG. The role of the amygdala in primate social cognition. En Lane RD, Nadel L (Ed). Cognitive neuroscience of emotion. Oxford University Press, New York, 2000 pag.:156-191.

22. Everitt BJ, Robbins TW. Central Cholinergic Systems and Cognition. Annual Review of Psychology. 48:649- 670, 1997.

23. Fell J, Fernandez G, Lutz MT, Kockelmann E, Burr W, Schaller C, Elger CE, Helmstaedter C: Rhinal-hippocampal connectivity determines memory formation during sleep. Brain 2006; 129(Pt 1):108-114

24. Frith C: Attention to action and awareness of other minds. Conscious Cogn 2002; 11(4):481-487

25. Geraldin E, Sirigu A, Lehericy S, Polilne JB, Gaymard B, Marsault C, Agid T, L Bihan D: Partially overlapping neural networks for real and imagined hand movements. Cereb Cortex 2000; 101093-1110

26. Gerashchenko D, Kohls MD, Greco M, Waleh NS, Salin-Pascual R, Kilduff TS, Lappi DA, Shiromani PJ. Hypocretin-2-saporin lesions of the lateral hypohalamus produce narcoleptic-like sleep behavior in the rat. J Neurosci.2001 15;21(18):7273-83.

   a. Gerashchenko D, Salin-Pascual R, Shiromani PJ. Effects of hypocretin-saporininjections into the medial septum on sleep and hippocampal theta. Brain Res. 2001; 14;913(1):106-15.

27. Goldberg E. The executive brain: Frontal lobes and the civilized mind. Oxford University Press, New York, 2001

28. Gottesmann C: GABA mechanisms and sleep. Neuroscience 2002; 111(2):231-239

29. Hamidi M, Tononi G, Postle BR. Evaluating the role of prefrontal and parietal cortices in memory-guided response with repetitive transcranial magnetic stimulation. Neuropsychologia. 2009 Jan;47(2):295-302.

30. Hong ZY, Huang ZL, Qu WM, Eguchi N, Urade Y, Hayaishi O: An adenosine A receptor agonist induces sleep by increasing GABA release in the tuberomammillary nucleus to inhibit histaminergic systems in rats. J Neurochem 2005; 92(6):1542-1549

31. Huber R, Esser SK, Ferrarelli F, Massimini M, Peterson MJ, Tononi G.
    a. Jeannerod M, Frak V: Mental imaging of motor activity in humans. Curr Opin Neurobiol 1999; 9735-739

    b. Jiménez F, Velasco F, Salin-Pascual R, Hernández JA, Velasco M, Criales JL, Nicolini H. A patient with a resistant major depression disorder treated with deep brain stimulation in the inferior thalamic

peduncle. Neurosurgery. 2005
Sep;57(3):585-93.

32. Jones BE: Basic mechanisms of sleep-wake
states., in Principles and Practice of Sleep
Medicine. Edited by Kryger MH, Roth T,
Dement WC. Phikadelphia, Elsevier Saunders,
2006, pp 136-153.

33. Kandel ER, Schwartz JH, JEssell TM (Ed)
Principios de Neurociencias 4a Edición.
McGraw-Hill Interamericana. España 2001.
pag.: 317-403.

34. Klernan JA. El sistema nervioso humano: Un
punto de vista anatómico. McGraw-Hill
Interamericana. México 7a Edición, 2000.

35. Landau ME, Maldonado JY, Jabbari B: The
effects of isolated brainstem lesions on human
REM sleep. Sleep Med 2005; 6(1):37-40

36. Landau ME, Maldonado JY, Jabbari B: The
effects of isolated brainstem lesions on human
REM sleep. Sleep Med 2005; 6(1):37-40

37. Lee L, Harrison LM, Mechelli A: A report of the
functional connectivity workshop, Dusseldorf
2002. Neuroimage 2003; 19457-465

38. Lenggenhager B, Tadi T, Metzinger T, Blanke O. Video Ergo Sum: Manipulating Bodily Self-Consciousness. Science 2007; 317, 1096 – 1099.

39. Mahowald MW, Schenck CH: Non-rapid eye movement sleep parasomnias. Neurol Clin 2005; 231077-1106

40. Mahowald NW, Schenck CH: Insights from studying human sleep disorders. Nature 2005; 4371279-1285

41. Maquet P, Phillips C: Functional brain imaging of human sleep. J Sleep Res 1998; 7 Suppl 142-47

42. Massimini M, Farrarelli F, Huber R, Esser SK, Singh H, Tononi G: Breakdown of cortical effective connectivity during sleep. Science 2006; 309(5744):2228-2232

43. Massimini M, Ferrarelli F, Huber R, Esser SK, Singh H, Tononi G. Breakdown of cortical effective connectivity during sleep. Science. 2005

44. Morairty S, Rainnie D, McCarley R, Greene R: Disinhibition of ventrolateral preoptic area sleep-active neurons by adenosine: a new

mechanism for sleep promotion. Neuroscience 2004;123(2):451-7 2005; 123(2):451-457

45. Naito E, Kochiyama T, Kitada R, Nakamura M, Matsumura M, Yonekura Y, Sadato N: Internally simulated movement sensations during motor imagery activate cortical motor areas and the cerebellum.   J Neurosci 2002; 223683-3691

46. Nelson KR, Mattingly M, Lee SA, Schmitt FA: Does the arousal system contribute to near death experience? Neurology 2006; 66(7):1003-1009

47. Neves G, Cooke SF, Bliss TV. Synaptic plasticity, memory and the hippocampus: a neural network approach to causality. Nat Rev Neurosci. 2008;9(1):65-75.

48. Noe A: What does change blindness teach us about consciousness? Trends Cogn Sci 2005; 9(5):218

49. Nofzinger EA: Functional neuroimaging of sleep. Semin Neurol 2005; 25(1):9-18

50. Nyberg L, ëterson KM, Nilsson LG, Sandblom J, Aberg C, Ingvar M: Reactivation of motor brain areas during explicit memory for actions. Neuroimage 2001; 14521-528

51. Reinoso-Suarez F, de A, I, Rodrigo-Angulo ML, Garzon M: Brain structures and mechanisms involved in the generation of REM sleep. Sleep Med Rev 2001; 5(1):63-77

52. Rosenzweig MR, Leiman A I. Psicología fisiológica. McGraw Hill, España, 1999, pag.: 679-823.

53. Ruediger T, Bolz J. Neurotransmitters and the development of neuronal circuits. Adv Exp Med Biol. 2007;621:104-15. Review.

54. Salin-Pascual R, Gerashchenko D, Greco M, Blanco-Centurion C, Shiromani PJ.Hypothalamic regulation of sleep. Neuropsychopharmacology. 2001 Nov;25(5 Suppl):S21-7.

55. Salín-Pascual RJ. Bases bioquímicas y farmacológicas de la neuropsiquiatría. McGraw-Hill Interamericana, México, 1997.

56. Salín-Pascual RJ. Reflexiones sobre la psiquiatría en el siglo XXI. EDAMEX, México, 2003.

57. Sherin, J. E., Elmquist, J. K., Torrealba, F., and Saper, C. B. Innervation of Histaminergic Tuberomammillary Neurons by GABAergic and Galaninergic Neurons in the Ventrolateral Preoptic Nucleus of the Rat. Journal of Neuroscience 18(12), 4705-4721. 1998.

58. Shibasaki H, Hallett M: What is the Bereitschaftspotential? Clin Neurophysiol 2006;

59. Siegel J, .: REM sleep, in Principles and Practice of Sleep Medicine. Edited by Kryger MH, Roth T, Dement WC. Philadelphia, Elsevier Saunders, 2005, pp 120-119.

60. Sporns O, Tononi G, Kotter R: The human connectome: a structural description of the human brain. PLoS Comput Biol 2005; 1(4):e42

61. Squire LR, Kandel. Memory: From brain to molecules. E. W H Freeman & Co.; New York, 2000.

62. Squire LR. Memory and Brain Oxford University Press. 1993

63. Steriade M: Acetylcholine systems and rhythmic activities during the waking--sleep cycle. Prog Brain Res 2004; 145179-196

64. Stickgold R, Malia R, Fosse R, Propper R, Hobson JA: Brain-mind states: I. Longitudinal field study of sleep/wake factors influencing mentation report length. Sleep 2006; 24171-179

65. Stuss DT, Finker GR, Passingham RE, Silbersweing D, Ceballos-Baumann AO, Frith CD, Frackpwiak RS: Functional anatomy of the mental representation of upper extremity movements in healthy subjects. J Neurophysiol 1995; 73373-38

66. Taber KH, Hurley RA: Functional neuroanatomy of sleep and sleep deprivation. J Neuropsychiatry Clin Neurosci 2006; 18(1):1-5

67. Thomas AK, Loftus EF: Creating bizarre false memories through imagination. Mem Cogni 2002; 30423-431

68. Thomas MJ, Kalivas PW, Shaham Y. Neuroplasticity in the mesolimbic dopamine

system and cocaine addiction. Br J Pharmacol. 2008;154(2):327-42

69. Tononi G, Massimini M. Why does consciousness fade in early sleep?. Ann N Y Acad Sci. 2008;1129:330-4.

70. Tononi G: An information integration theory of consciousness. BMC Neurosci 2006; 5(1):42

71. Velasco F, Velasco M, Jiménez F, Velasco AL, Salin-Pascual R. Neurobiological background for performing surgical intervention in the inferior thalamic peduncle for treatment of major depression disorders. Neurosurgery. 2005;57(3):439-48.

72. Velasco M, Velasco F, Jiménez F, Carrillo-Ruiz JD, Velasco AL, Salín-PascualR. Electrocortical and behavioral responses elicited by acute electrical stimulation of inferior thalamic peduncle and nucleus reticularis thalami in apatient with major depression disorder. Clin Neurophysiol. 2006 F;117(2):320-7.

73. Viamontes GIBBD, Villemure JG, Viamontes J: Self-Awareness Deficits in Psychiatric Patients. Neurobiology, Assessment, and Treatment. W.W..Norton, 2004

74. Vuilleumier P: Hysterical conversion and brain function. Prog Brain Res 2005; 150309-329

75. Zeman A: Consciousness. Brain 2001; 1241263-1289

LA ACTIVIDAD ONÍRICA COMO "EL NUEVO CAMINO REAL" A LA CONCIENCIA.

No entiendo eso -replico Sancho-; sólo entiendo que, en tanto que duermo, ni tengo temor, ni esperanza, ni trabajo ni gloria; y bien haya el que inventó el sueño, capa que cubre todos los humanos pensamientos, manjar que quita la hambre, agua que ahuyenta la sed, fuego que calienta el frío, frío que templa el ardor, y, finalmente, moneda general con que todas las cosas se compran, balanza y peso que iguala al pastor con el rey y al simple con el discreto. Sola una cosa tiene mala el sueño, según he oído decir, y es que se parece a la muerte, pues de un dormido a un muerto hay muy poca diferencia.

Miguel de Cervantes Saavedra
"Don Quijote"

INTRODUCCIÓN

La actividad mental cuando estamos soñando ha sido siempre de interés entre los seres humanos. Los sueños se presentan en los libros religiosos, poemas, literatura épica, como una forma de adivinación o premonición. También se han implicado en algunos descubrimientos científico. Sin embargo, desde la perspectiva científica, se ha convertido en la principal forma de abordaje, para entender los estados de conciencia cuando dormimos.

Es de esta forma, que la actividad onírica se ha convertido en uno de los principales objetivos de las neurociencias cognitivas. Aparte del enfoque pseudocientífico del psicoanálisis, en donde se presupone una teoría que interpreta dentro de un marco de referencias sexual a lo soñado, hay numerosos investigadores de las ensoñaciones, que empleando metodologías diversas, se han enfocado en la relación entre la actividad cerebral durante el sueño y lo ocurre en la conciencia del durmiente. [12]

Los procesos cerebrales que llamamos mentales están presentes durante toda nuestra existencia. Al dormir hay cambios cualitativos en la conciencia, que parecen ir en paralelo con los niveles de activación celular en el encéfalo.

LA ACTIVIDAD ONÍRICA EN EL MARCO GENERAL DE LA TEORÍA EVOLUTIVA

"Visto a la luz de la evolución, la biología es, tal vez, la ciencia más satisfactoria y estimulante. Sin que esta luz, todo se convierte en un montón de eventos diversos, algunos de ellos interesantes o curiosos, pero sin formar una visión conjunta." Theodosius Dobzhansky. [13]

La principal teoría, frente a las cualidades se puede proponer una función del soñar es que estos representan un tipo de adaptación, desde el marco evolutivo, utiliza el concepto de la amenaza virtual, definida esta como una condición, localizada en el proceso del dormir, en donde las situaciones que representan una amenaza cuando se está despierto, se reconstruyen virtualmente, sin el "ruido" del medio ambiente externo. En ellas se emplea, a través del ensayo de diversos escenarios amenazantes, soluciones diversas, para que podemos estar mejor equipados para enfrentar el mundo real, lleno de retos y amenazas. [14]

Si bien esta teoría ofrece una explicación evolutiva plausible de los sueños, el objetivo del presente escrito es ampliar los fundamentos teóricos de esta hipótesis, comentando otros aspectos del acondicionamiento físico, para mejorar mediante el soñar, un tipo de evolución de las funciones mentales superiores.

Mientras que todos soñamos, hay una amplia variabilidad en la experiencia subjetiva de esta actividad. [15] Algunas personas rara vez recuerdan sus sueños y erróneamente concluyen, que no sueñan en lo absoluto. Mientras que otros experimentan sueños vívidos, con rica imaginería visual y contenido emocional. Desde el punto de vista de la fenomenología, las líneas argumentales que componen los sueños de las personas, consiste en seguir una línea narrativa y tener una transición relativamente suave de una escena a la otra, mientras que otras veces los sueños aparecen como asociaciones ilógicas y casuales, que carecen de un sentido de flujo coherente. [16, 17] Algunas personas tienen el control total de sus sueños, ejerciendo una regulación consciente sobre los eventos supuestamente aleatorios, los cuales tipifican lo soñando, mientras que otras personas, son meros espectadores de lo soñado, sin ningún sentido de agencia, que semeje a los estados volitivos observados en el estado neurofisiológico del estar despierto (Por ejemplo, en la actividad onírica, se puede tener la urgencia de asistir a un servicio sanitario para orinar, pero la persona parece no encontrar la puerta correcta. Esta misma situación en el estado de vigilia sería absurda). Con la multiplicidad de las dinámicas de los sueños, no es ninguna sorpresa que haya diferentes puntos de vista sobre la naturaleza de esta actividad. Los puntos de vista de un investigador sobre el soñar, pueden estar relacionados directamente con su propia experiencia subjetiva. [18]

Desde la neurociencia cognitiva, la psicología y otras disciplinas se han logrado avances significativos en el desarrollo e implementación de las metodologías destinadas a clarificar los procesos mentales que subyacen a nuestras experiencias subjetivas. Por ejemplo, las herramientas de la neurociencia cognitiva han permitido vincular los datos de las neuro-imágenes para contribuir a las teorías de la cognición. [19]

Uno de los primeros y más importantes hallazgos, de la historia de la investigación sobre los sueños y el dormir, fue la que vinculó, el fenómeno de las ensoñaciones y la aparición fisiológica de los movimientos oculares rápidos (MOR) en esta fase del dormir [20]. Mientras que el soñar se refiere a "las experiencias conscientes subjetivas que tenemos durante el dormir" [14], el sueño MOR es una etapa fisiológica definida del dormir. Se propuso que la actividad onírica solo ocurría en la etapa de sueño MOR. Esto por evidencias del tipo de la colección de evocaciones de las ensoñaciones muy vívidas y claras, en los sujetos, que al ser despertados en esta fase del dormir. [20]

Sin embargo, con el tiempo se reportó que lo mismo era cierto, para el sueño No MOR [21]. Algunas de las diferencias entre los dos tipo de actividad onírica se comentan más adelante. El dormir contiene una serie de estados discretos, definidos por diversas medidas fisiológicas y que se correlación con la actividad mental. [22] En el ser humano, en la actualidad se sabe que los estados de actividad cerebral bien definidos son: vigilia, sueño sin movimientos oculares (Sueño No-

MOR) y sueño MOR. [23] Es posible que estos estadios se subdividan. Por ejemplo, el estar despierto, puede tener variaciones cualitativitas: reacción de despertar, despertar, sin estar atento, y el estar despierto alerta. En el caso del sueño No-MOR, hay por lo menos tres estadios que se denominan 1, 2 y 3, respectivamente. En ellos hay una serien de características electroencefalográficas que se traducen en una serie de fases de activación y desactivación cortical.

En vigilia o estadio de estar despierto, hay un patrón de frecuencia EEG, en un promedio de 20 Hz, llamado beta. Esta actividad, cambia cuando la persona, aún despierta, cierra los ojos, sobre todo en la región occipital, en donde la frecuencia de oscilación eléctrica es de 12 a 14 Hz. A esta actividad se le denomina alfa. En el estadio 1, hay la aparición de actividad theta (2 a 5 Hz), mientras que en el estadio 2, aparecen grafo elementos característicos. Los Husos de Sueño (actividad rápida), sobre un patrón theta, lo mismo que las llamadas ondas del vertex y los complejos "K". Finalmente en la etapa de sueño 3, también llamada delta, se observa una actividad lenta de 0.5 a 2 Hz. Y ondas EEG de 70 a 90 uV. Además de la actividad EEG, en el polisomnograma, se detectan otras señales bioeléctricas, como los movimientos oculares y el tono muscular. El conjunto de las tres señales, se utilizan para calificar la arquitectura del dormir. [24]

En la mayoría de los seres humanos adultos jóvenes de 90 a 120 minutos, después de haber iniciado su sueño, aparece una actividad diferente a las ya descritas. Esto es, una mayor frecuencia de actividad EEG, que recuerda a lo observado en el estadio 1 de sueño, atonía muscular, y movimientos oculares rápidos en fase opuesta, es decir similares a los sacádicos, pero en trenes de actividad y reposo, que van a aumentar a lo largo de la noche. Esto es, los primeros episodios de sueño MOR, no duran más haya de los 10 minutos, y en ellos, apenas se observan los movimientos oculares. Mientras que a partir de la segunda parte del episodio de sueño nocturno, cuando ha caído la temperatura corporal y se inicia la producción de un perfil hormonal vinculados al eje hipotálamo-hipófisis- suprarrenales, que aumentan la duración de los episodios de sueño MOR, hasta de 40 minutos, con una gran cantidad de movimientos oculares por minuto de sueño MOR (Densidad de movimientos oculares).[24]

Es pues importante observar esta distribución desigual de los estadios del dormir. En donde la primera parte de la noche predomina el sueño No MOR, mientras que en la segunda el sueño MOR. Esto es, con fines de investigación en la actividad onírica, y de patología del dormir (V.gr. Las pesadillas, las alteraciones conductuales del sueño MOR, ocurrirán con más frecuencia en la segunda parte de la noche, mientras que el sonambulismo o los terrores nocturnos en la primera).[24]

Un vínculo entre el sueño MOR y las ensoñaciones, se estableció a través de diversos estudios experimentales. En primer lugar, se sabe que la gente cuando se le despierta en el sueño MOR en comparación con el sueño No MOR, son significativamente más propensos a producir informes detallados de las ensoñaciones y estos informes tienden a ser más vívidos que los informes de sueño No MOR. [25]

Si bien existe una fuerte correlación entre el sueño MOR y las ensoñaciones, también es claro, que estas puede ocurrir fuera de esta etapa del dormir, y de manera similar, también son factibles casos de encontrarse en la etapa de sueño MOR sin tener ensoñaciones. [26] Un análisis del contenido de la actividad onírica sugiere que hay diferencias sistemáticas entre los informes de ensoñaciones en el sueño MOR y el sueño No MOR. [27] Estos datos indican que el sueño no es un proceso unitario y estático, sino más bien está construido de etapas discretas. Los procesos cognitivos tienen lugar durante todo el episodio del sueño, que normalmente se llaman de manera uniformemente el soñar. Las diferencias de la actividad onírica en las diversas etapas del dormir, pueden dar lugar a diferentes tipos de reportes en las ensoñaciones. [28] Los sueños que ocurren durante el sueño No MOR, carecen de imágenes vividas, con excepción de las ensoñaciones que se presentan cuando recién nos quedamos dormidos, y que se comentaran mas adelante. Las ensoñaciones recabadas en etapas de sueño No MOR, si bien pueden contener temas similares a los sueños MOR, a menudo consisten en una temática recurrente y simple, de construcción lineal y con influencia de experiencias de los días previos, en la vida del soñante.

Otras especies animales, no nos pueden proporcionar información sobre los procesos mentales durante el sueño, por lo que la controversia que rodea la cuestión de si los animales están soñando durante el sueño MOR sin atonía (por lesión provocada en el piso del área de ventrículo IV), no puede ser resuelta de manera directa pero si se puede hacer una inferencia de que quizás ocurra, por el despliegue conductual. Una perspectiva es que algunos animales, como los gatos, muestran una postura de amenaza a una presa imaginaria y parecen sorprendidos por objetos invisibles. [29, 30]

De hecho, los estudios que utilizan medidas electrofisiológicas para registrar la actividad de células del hipocampo, indican que las ratas que han pasado una cantidad considerable de tiempo durante su vigilia, corriendo a través de un laberinto, muestran activación de las mismas células motoras, durante el sueño MOR, y que estas células se muestran mas activas. [31] Estos datos apuntan hacia la posibilidad, de que el sueño sirva para algún tipo de función de tipo ensayo, en donde los animales practiquen las actividades que realizan mientras está despierto, es decir, como correr a través de un laberinto durante la actividad onírica. [32]

Sin embargo, nunca sabremos si la experiencia subjetiva de sus sueños es la misma para estos animales, como tampoco sabremos, sí los seres humanos, tienen entre si, la misma experiencia subjetiva al soñar. De la misma forma, como los conductistas afirmaban que la mente humana era una especie de "caja negra" para el estudio científico. Hay una tendencia a asumir que nunca vamos a ser capaces de obtener una comprensión de los estados mentales de los animales y que cualquier intento es simplemente antropomorfismo. Sin embargo, la evidencia neurofisiológica, mencionada previamente, hace verosímil la afirmación de que durante el sueño MOR estos animales están experimentando algo similar a lo que la gente llama estar soñando, con la advertencia de que la experiencia del sueño será específico para las capacidades perceptivas y cognitivas del animal. [29]

Debido a que la neurofisiología del sueño MOR se ha señalado como el principal mecanismo del soñar, ese sería el objetivo principal de este enfoque evolutivo para los sueños y la cognición. Esto no quiere decir que las ensoñaciones en las etapas No MOR no sean también de interés potencial, en vez de esto, se argumenta que el tipo de conciencia que se produce, sobre todo durante el sueño MOR, es de interés especial y representa un sueño prototípico. Ya que en la actualidad carecemos de la tecnología para lograr una comprensión muy detallada de los correlatos fisiológicos del soñar, un punto de partida lógico es utilizar las tecnologías existentes, para la adquisición de datos durante el sueño MOR, con el fin de ver, cómo se puede formar a una teoría general de las ensoñaciones.

La teoría de las ensoñaciones más generalmente aceptada, que ofrece una explicación del soñar sobre la base de la fisiología del sueño MOR, es la hipótesis de llamada "la activación y síntesis". [33] Según esta hipótesis, los sueños son el resultado de la activación que se origina en el prosencéfalo, en respuesta a una actividad al azar iniciada en el tallo cerebral. Esto se demuestra por la activación de las ondas PGO (ponto genículo occipitales), que se producen durante el sueño MOR (de hecho ocurren unos segundos antes de que esta fase del dormir se inicie en el gato). En concreto, las PGO se originan en el puente, viajan hacia el núcleo geniculado lateral del tálamo, a través de las vías sensoriales y luego hacia las áreas occipitales, en donde se procesa la información visual. Según McCarley, [33] esta actividad aleatoria, o ruido neurofisiológico, que emana de la protuberancia, pasa a través de las estaciones sensoriales, similares a la vigilia, como una información del entorno, y se interpreta de una manera que, conduce a la generación de la fenomenología de soñar. En general, esta teoría ha recibido apoyo general durante algún tiempo, porque encaja bien con los datos fisiológicos y la explicación del soñar, que semeja a la mayoría de experiencias oníricas de la gente. Esta teoría postula que la naturaleza extraña de los sueños, se atribuye a ciertas partes del cerebro y que se trata de reconstruir una historia o narrativa, de lo que es esencialmente una información aleatoria. Esto es, se generan imágenes y otras experiencias sensoperceptivas aleatoriamente, que el soñante, al despertar va a elabora, haciendo una síntesis y construyendo una narración lineal, de algo que seguramente se ha construido en paralelo (muchos escenarios con información simultánea).

Las teorías cognitivas, respecto a la información sensorial y perceptiva indican que hay un correlato neuroanatómico de estas experiencias, en base a la historia personal, estas estructura neurales se conocen como "cognit" y se han definido como: "una red neural que representa los elementos mínimos de percepción o acción, y que se asocia con los elementos del aprendizaje en base a experiencias previas" [34]. La activación al azar de las PGO, en una condición de información limitada, y reducida al medio ambiente externo, cuando la persona esta dormida. Estas hacen las veces de estímulos endógenos, que al activar los cognit, generan las imágenes propias de las ensoñaciones. Esta sería la descripción de la hipótesis de "activación y síntesis" de McCarley, [33] la cual, por supuesto queda limitada a la actividad onírica dentro del sueño MOR.

La hipótesis de activación y síntesis, ha sufrido numerosas críticas, sobre todo aquellas que provienen de las generación de ensoñaciones en el sueño No-MOR, en donde no hay PGOs, y más aún, como veremos posteriormente, de estudios de supresión farmacológica del sueño MOR, en donde persisten las ensoñaciones.

Se puede suponer que el cerebro está diseñado de manera óptima para el procesamiento de la información sensorial del " mundo real ", de modo que podamos reaccionar de forma apropiada, cuando el individuo se enfrenta a estímulos ambientales. A pesar de este hecho, una gran parte de la vida mental, no consiste en el procesamiento de la información real, sino más bien del ensayo general, de lo que debe hacer cuando nos encontramos con dichos estímulos del ambiente. Este ensayo y las habilidades cognitivas implicadas son propensos a tener un fuerte valor adaptativo. [35]

Los datos de las neuro-imágenes en la actualidad, sugieren que esta información "no real", o información no vinculada a ningún estímulos ambientales actuales, se tratan en la corteza cerebral, de una manera similar a la información procesada en un entorno físico real, cuando estamos despiertos. Los datos de un estudio de neuroimagen, específicamente utilizando la tomografía por emisión de positrones (PET), apoyan la idea, de que cuando imaginamos algo, de una naturaleza visual y podemos manipular esa imagen, nuestra corteza visual se activa. Asimismo, en los estudios que controlan el movimiento real, se ha demostrado que al imaginar las acciones implicadas, en una tarea motora repetitiva, se produce un aumento de la actividad de la corteza motora de asociación. [36]

Con el fin de evaluar la teoría de la simulación de amenazas durante la fase del soñar, es útil hablar de ello en un contexto evolutivo, y considerar si la experiencia del soñar, cumple con los requisitos necesarios de la evolución por selección natural; es decir, si hay variación genética, aspectos vinculados a la herencia y la aptitudes diferenciales. En cuanto a la primera condición, hay evidencia de que el sueño

MOR varía genéticamente entre y dentro de las especies. El sueño MOR parece ser exclusivo de los mamíferos placentarios y marsupiales. [24] Esto sugiere una filogenia particular de soñar, y que existió un cierto punto, en el pasado filogénico en el que fue adquirida esta capacidad, que permitió una mayor propagación de las especies. Además, la cantidad de sueño MOR en los animales con placenta y marsupiales tiende a requerir variaciones de manera compartida, a lo largo de su ciclo de vida, que apunta hacia un control genético subyacente en la actividad onírica.[24]

Aquellos individuos, por ejemplo, que actuaron sus ensoñaciones mientras dormían (Vg. Sueño MOR sin atonía muscular), pudieron haber estado expuestos a un mayor riesgo, por ejemplo, al deambular dormidos en la oscuridad, y ser presas de los predadores. A medida que el rasgo de la inhibición motora durante el sueño varían en los seres humanos, las personas con el rasgo, que inhiben la parálisis muscular durante el sueño MOR (sueño MOR sin atonía), parecen haber sido eliminados predominantemente de la población actual, lo que indica también que la segunda condición de la herencia está satisfecha. [37]

Cuando se considera la tercera proposición de la aptitud diferencial de la actividad onírica, en los seres humanos modernos, es importante entender el entorno en el que se estaba produciendo la selección. Nuestros antepasados humanos enfrentaron una serie de desafíos planteados por las interacciones con sus congéneres, dentro y entre los grupos, así como en la adquisición de alimentos y el protegerse de los predadores. En este entorno, la capacidad de reaccionar más eficientemente, cuando una amenaza real es evidente, confirió una ventaja de supervivencia. La evidencia de estudios de imágenes cerebrales y sueños sugieren que el ensayo o simulación del tipo de "realidad virtual", en las ensoñaciones, son tratados como una amenaza real y, por lo tanto, las personas con estas habilidades de visualización, para ensayar escenarios de amenazas, debieron de tener una mayor capacidad para hacer frente a estas situaciones, haciéndolos más propensos para ser progenitores de una mayor cantidad de hijos. A través de la supervivencia y la procreación de sus hijos, esta capacidad y propensión a la imaginería, fue transmitida diferencialmente a las generaciones futuras. [35]

Si se ha seleccionado el soñar debido a su función adaptativa, del contenido general de los sueños, sin duda esto debe de reflejar, cuales de estas situaciones permitieron el ensayo de escenarios, que en última instancia condujeron hacia una mayor adaptabilidad. Esto es exactamente lo que se observa, en los estudios que indican, que el contenido de las ensoñaciones, es favorable hacia los elementos negativos, que reflejan amenaza, en lugar de elementos positivos. Los datos recogidos en más de 500 informes de sueño, [15] indicaron que aproximadamente el 80% de las ensoñaciones, contenían emociones negativas, mientras que sólo un 20% contenía emociones positivas. Estos sueños negativos, también es probable que contengan elementos como animales y hombres extraños, ambos amenazantes y en situaciones peligrosas, o encuentros mortales. La evidencia apunta a la sobrerrepresentación de los eventos amenazantes en los sueños, que no debería ocurrir si el contenido delas ensoñaciones fuera totalmente al azar. A través de la apropiación y el aprendizaje para lidiar con estas amenazas en los sueños, se propone que un animal podría aumentar su aptitud evolutiva global. [38]

LOS SUEÑO COMO UN ENTRENAMIENTO VIRTUAL QUE PERMITE AFRONTAR LAS AMENAZAS.

Para conceptualizar esta teoría de manera sucinta, Revonsuo, [14] propuso sucesivamente seis premisas subyacentes sobre la base de la integración de los datos de la psicología, la biología y la neurociencia cognitiva: (1) El sueño como un tipo de conciencia en una simulación organizada y selectiva del mundo perceptual; (2) La conciencia en el sueño se ha especializado en la simulación de eventos amenazantes; (3) Se recrean más que la exposición a eventos amenazantes reales, con la activación del sistema de simulación de amenazas; (4) La simulación de amenazas producidas por el sistema perceptual son conductualmente ensayos realistas de amenaza de eventos; (5) El ensayo realista de estas habilidades puede llevar a un mejor rendimiento, independientemente de si los episodios de simulación se recuerdan de forma explícita; y (6) El ambiente ancestral en el que el cerebro humano, evolucionó incluyó eventos peligrosos frecuentes, que constituían amenazas extremas para el éxito reproductivo humano.

Esta teoría, tomada en su conjunto, no se puede probar directamente. Hacerlo requeriría un paradigma experimental en la que la presencia (o ausencia) de las amenazas en los sueños serían una variable independiente y el nivel de adaptación de la persona al despertar y sus circunstancias como la variables dependientes. Dicho protocolo no es factible, ya que la presencia o ausencia de amenazas en los sueños no se pueden controlar y los niveles de adaptación al despertar, dependen de una serie de factores que van mucho más allá del contexto del contenido del sueño. Dicho esto, los postulados que sustentan la teoría, sin embargo, se pueden utilizar para probarse de manera indirecta.

LOS SUEÑOS LÚCIDOS.

En los sueños lúcidos, el soñador es consciente de lo que sueña, y a menudo es capaz de influir en su contenido. El sueño lúcido es una habilidad que se puede aprender. Hay una variedad de técnicas sugeridas para la inducción del sueño lúcido. Es importante reconocer que la lucidez en el sueño no es una especie de fenómeno del "todo o nada", sino más bien un continuo con diferentes grados: algunos sueños, dentro de la misma persona pueden ser más lúcido que otros. [39] Se han descrito siete aspectos relevantes de la lucidez en los sueños, que se pueden resumir como "La claridad": (1) La claridad sobre el estado de conciencia (en el que uno está soñando); (2) la claridad acerca de la libertad de elección; (3) la claridad de la conciencia; (4) la claridad acerca de la vida en vigilia (se sabe que se esta soñando y que esta condición es diferente a la de estar despierto). Habitualmente, las personas no tenemos crítica de lo irreal que puede ser una ensoñación; (5) la claridad de la percepción; (6) la claridad sobre el significado del sueño; (7) la claridad para recordar el sueño. Los estudios indican que el sueño lúcido es principalmente un fenómeno del sueño MOR, aunque también puede ocurrir durante el sueño No-MOR. [18]

Aunque el sueño lúcido es con frecuencia considerado como una habilidad rara, las estimaciones de la incidencia de sueño lúcido, dentro de la población general, indican, que aproximadamente la mitad de la población ha experimentado un sueño lúcido al menos una vez en su vida, y aproximadamente una de cada cinco personas, están experimentando sueños lúcidos con regularidad, es decir, al menos una vez al mes.

TÉCNICAS DE INDUCCIÓN DE SUEÑOS LÚCIDOS.

Las técnicas de inducción de sueños lúcidos se han agrupado en dos grandes categorías: (1) la inducción pre-sueño y (2) la inducción dentro del sueño. La primera categoría, de inducción antes de dormir, incluye técnicas intencionales y no intencionales. Las técnicas intencionales se centran en el momento actual o presente (por ejemplo, que la persona evalué si uno está soñando en el momento que se cuestiona esto, con la participación en otras actividades enfocadas, como la meditación o la retroalimentación con la generación de actividad alfa) o se centran en el futuro (por ejemplo, la autosugestión, sugestión post-hipnótica o intención de recordar que uno está soñando). [40]

Además, algunas técnicas pueden combinar ambos aspectos, por ejemplo, las técnica combinadas, que incluye elementos de reflexión (enfoque actual) y la intención para la autosugestión (enfoque hacia el futuro). [40] Las consideraciones no intencionales incluyen situaciones durante el día (por ejemplo, las interacciones interpersonales, y de emociones) y propensiones individuales (por ejemplo, la creatividad que no están directamente relacionados con la consecución de sueño lucido, pero aumentan la probabilidad de tener un sueño lúcido. La segunda categoría, la inducción del sueño lúcido, se puede dividir en las señales externas y las señales internas. Las indicios exteriores son diversos estímulos ambientales (por ejemplo, auditivos, táctiles) que se puede aplicar durante el sueño MOR para ser incorporados en un sueño y se reconocen como una señal, de parte del soñador, que les indican que él o ella está soñando. Las señales internas puede ser eventos inusuales o inconsistencias dentro de un sueño, una sensación de que en el sueño hay semejanzas o simplemente una idea espontánea que ocurre en un sueño, que conduce a la conciencia de que uno mismo, como un agente activo de la ensoñación. [18]

ENGAÑAR A LOS ENSAMBLADORES DEL SISTEMA VISUAL.

Mucho de lo que se ha entendido sobre el procesamiento de información visual proviene de estudiar una serie de técnicas que engañan al cerebro, haciéndonos creer que estamos viendo algo que no existe. La visión está repleta de varias de estas ilusiones, tanto físicas como psicológicos, así como fenómenos visuales cotidianos, tales como la ambigüedad (proyecciones visuales que en ocasiones coinciden con la realidad objeto), las paradojas (aquellos que no pueden ser igualados o medirse como objetos), y ficciones (que no tienen contrapartes objetivas en el mundo externo). Hay técnicas que se pueden utilizar para manipular y engañar al órgano sensorial (el ojo), a los sistemas de procesamiento visuales digitales, y los sistemas topográficos (proposicionales). [41]

Los cineastas engañan el "ojo de la cámara" en la percepción de una imagen continua en movimiento, que tiene características tridimensionales de la profundidad y del primer plano, mediante el uso de una serie proyectada de imágenes fijas de dos dimensiones. En el cine se proyecta una serie de fotografías fijas a una velocidad de dieciséis hasta veinticuatro fotogramas por segundo, y esto se percibida como continuo, es decir como lo que cualquier persona observa en su entorno cotidiano. Sin embargo hay una serie de diferencias. La primera es que en el cine o en el monitor de un ordenador, solo vemos las cosas en dos dimensiones. La segunda, es que existe un marco de referencia temporal, que es la duración de la película y el avance de la historia que se narra.

El sistema subconsciente de la retina llamado "buffer visual" (que crea la permanencia de la imagen en la retina), también se puede manipular externamente, por ejemplo mediante la inducción para centrar la atención en una parte de una imagen o lleva a retirarse de una representación. Los factores más poderosos, desencadenantes de este sistema son los estímulos emocionalmente competentes, que no utilizan el sistema de procesamiento visual normal y desvían la atención de esas señales, incluso cuando no estamos prestando mucha atención. [41, 42]

Hoy, entendemos que la continuidad visual de tales objetos complejos, se mantiene neurológicamente por las relaciones que se describe como de ensamble. Hay por lo menos siete tipos diferentes de construcciones o de síntesis de información de un objeto en el campo visual: La unión o ensamble de sus propiedades - diferentes propiedades como la forma, el color y el movimiento están unido a los objetos que se caracterizan. [42]

Los sueños son más a menudo recordados como imágenes. Y estas difieren notablemente de las imágenes que se perciben al estar despierto. Las imágenes del sueño se parecen a las de la vigilia con los ojos cerrados, es decir a las imágenes evocadas, las cuales no están definidas por propiedades perceptuales, porque no hay entrada perceptual, los estímulos visuales, en particular del ambiente externo están cancelados. Las imágenes oníricas, excepto en el caso especial de los sueños lúcidos, también difieren de las imágenes observadas al estar despierto. Esta son además, imágenes en que son independientes de nuestro control consciente volitivo. Las características de un objeto que detectamos con la visión, tiene las siguientes características de ensamblaje o unión. [43]

Las partes vinculantes: Las partes de un objeto determinado, están separadas en las áreas cerebrales que las registran, en las vías aferentes referentes y unidas entre sí. Por ejemplo, el color, textura, forma, peso [44].

Rango vinculante - valores particulares de una propiedad como el color se definen dentro de la dimensión de esa propiedad.

Jerárquicas vinculantes - las características de los límites que define la forma en que están ligados a las propiedades que definen la superficie de ese objeto.

Vinculante condicional - la interpretación de una propiedad (por ejemplo, movimiento) depende de otro (por ejemplo, la profundidad, la oclusión, o la transparencia).

Vinculantes temporales - estados sucesivos de un mismo objeto que se integran a través de intervalos temporales como en el movimiento real o aparente.

Ubicación vinculante – Los objetos están ligados a sus lugares de localización .

Está función de ensamblaje de objetos en su contexto y en si mismos, tiene un correlato neurofisiológico en varias especies estudiadas y es el patrón de frecuencia gama de 40 Hz. Esta frecuencia de oscilación eléctrica se ha propuesto que sea el ritmo basal del cerebro en situaciones en las que evalúa y sintetiza un objeto, sus características y su entorno.

En los proceso de integración perceptual se emplean estas técnicas de ensamblado visual para la observación de objetos. A veces estos objetos no fueron destinados realmente para hacernos creer que son las representaciones de lo que se cree ver. Se ven objetos en paredes manchadas y en las relaciones entre las diferentes formas superpuestas, al campo visual. Se ve objetos en las manchas de Rorschach, que es una prueba proyectiva en psicología y que se supone están reflejando el proceso perceptual llamada "arriba-abajo", en donde la áreas de asociación perceptual "interpretan" las manchas según una marco teórico arbitrario propuesto por quien diseño esta prueba, con una clara influencia psicoanalítica.

Se ha sugerido que este proceso de imágenes, utilizando ambos procesos de integración sensoperceptiva (abajo-arriba, de la periferia al corte, y arriba-abajo, del córtex a los receptores periféricos), es el origen potencial del arte rupestre que se encuentra en cuevas (Ver la película documental de Warner Herzog "The Cave of the Forgoten Dreams"), en este, el artista logra efectos de tres dimensiones y aún de movimientos, acentuando las formas y salientes en las paredes de las cueva, con carbón vegetal y colores, de modo que la luz artificial al incidir en esos trazos, pueda crear la ilusión de que los animales, que el artista percibe en esas formas y sombras se mueven, en la medida que se mueve la luz, el observador o ambos.

Para algunos investigadores de este tipo de pintura rupestre, lo que los artistas quisieron hacer, fue un tipo de proto-cinema. Es interesante como este tipo de arte rupestre semeja más el contenido de ensoñaciones, que probablemente, era un tema presente en las comunidades de primitivas de nuestra especie. Se ha reportado, por ejemplo, que los episodios nocturnos de sueño del hombre primitivo tenían un patrón bifásico. Se iniciaban muy temprano, al caer la oscuridad, en parte por las limitaciones de nuestra especie para ver en la oscuridad, limitante que se contrastaba con la de los depredadores del homo sapiens, como eran los felinos. La primera parte del episodio de sueño, concluía a media noche, entre dos y tres horas de al madrugada. Las personas se congregaba alrededor de las fogatas, ingerían algún tipo de alimento, y platicaban sobre sus ensoñaciones, en un contexto posiblemente religioso. Pues soñaban con personas fallecidas, animales de caza, a los que respetaban por el sacrificio de sus vidas, para la sobrevivencia del ser humano. La segunda etapa del episodio de sueño nocturno era de las tres a siete de la mañana, y se ha reportado que cuando el ser humano contemporáneo, participa en estudios con este tipo de patrón, la calidad del despertar en significativamente mejor que el tipo de sueño que se tiene en la actualidad. [45]

La subordinación del tiempo dentro del movimiento, esto es, el presente como un punto que se mueve de forma continua desde el pasado hacia el futuro, y la capacidad de percibir los cambios en el tiempo cronológico, requieren un marcador fisiológico disponible. En la percepción visual del estar despiertos, este marcador temporal, es a menudo, el tiempo fisiológico que se requiere para que transcurra la transmisión de la información sensorial desde el ojo a las áreas neurales de procesamiento cognitivo (Vg. Vía visual, relevo talámico, área calcarina, áreas de asociación visual específica y contextualización con las experiencias previas). La perspectiva de cambios, a lo largo del tiempo, se basa al menos en parte, en los límites establecidos dentro de estos marcadores fisiológicos. En los sueños, el soñador a menudo se mueve hacia atrás y adelante en una línea de tiempo poco definida, entre recuerdos y las experiencias asociativas. El tiempo cronológico, de igual forma que cuando se está despierto, no puede estar presente en la actividad onírica. Y sin embargo, al narrar una ensoñación, hay una continuidad lineal que semeja la del estar despierto. [46]

Los procesos fisiológicos tienen funciones específicas. A veces, estas funciones (por ejemplo, los campos eléctricos extracelulares del SNC) esperan una explicación o el desarrollo de las teorías científicas capaces de incorporar perspectivas alternativas. Dado que todos los procesos fisiológicos requieren de una inversión de esfuerzo metabólico y genético, los sistemas fisiológicos no funcionales, son rara vez, o nunca, preservados. Se ha propuesto que los movimientos oculares presentes durante el sueño MOR, son un reflejo de la cognición en el sueño (por ejemplo, ver un partido de tenis durante el sueño) [47]. En la búsqueda de una función fisiológica a esto, se ha propuesto que los movimientos oculares durante el sueño son necesarios para mantener la salud de la córnea (la humectación de la superficie epitelial) en el ojo durante el sueño. Los movimientos oculares se presentan con mayor frecuencia durante el sueño MOR, el estadio de sueño que es más probable que incluya ensoñaciones con contenidos narrativos largos. La narrativa es más fácil de estructurar en torno a una trama que se mueve del pasado al futuro. Los movimientos oculares rápidos repetitivos ocurren con una frecuencias establecidas. Hay un límite de tiempo establecido para la conducción de los nervios motores que resulta en estos movimiento oculares. Estos movimientos oculares tienen el potencial para funcionar como un tipo de marcador basado en el tiempo, que es más activo durante el sueño MOR, utilizando un retardo de tiempo neural similar a la activad durante la vigilia, en la percepción visual. Esto es, los movimientos oculares rápidos podrían potencialmente funcionar como la rueda dentada en el proyector de cine, la adición de la cuarta dimensión del tiempo para el soñar. [47]

El sueño esta constituido de imágenes, que existe independientemente de la modalidad sensorial del ojo, también son independientes de los sistemas de control volitivo utilizados para controlar en la vigilia la percepción visual. El sueño lúcido es un tipo especial de "soñar", que fisiológicamente se asemeja a la vigilia y el dormir, o el estar en estados meditativos. El sueño lúcido puede delimitar conceptualmente la naturaleza especial de control consciente volitivo. El procesamiento visual utiliza claramente la cascada operativa de imágenes. Este protocolo operatorio es un paradigma descriptivo de los procesos cognitivos que controlan el desarrollo de la imagen durante los sueños. El soñador está presente dese el punto de vista de un observador es decir, al soñar , el soñante es , en la mayoría de los casos, un observador pasivo de lo que se le presenta. [48]

La mayoría de los sueños son egocéntricos por naturaleza, basado en el punto de vista del soñador. Este egocentrismo incluye un sentido general del propio cuerpo, como un objeto acotado situado dentro de un espacio que contiene otros objetos. [48]

Las imágenes en los sueño están a menudo en movimiento. Los mismos sistemas visuales del SNC que reconocen patrones sensoriales de objeto en movimiento, también están activos durante el sueño. El campo de la imagen o una porción de la imagen pueden estar alterados bajo la dirección del soñador. Los controles de las imágenes activas durante la ensoñaciones, incluyen la tendencia a seguirlas a través de la realización de los movimientos, la capacidad de escanear y hacer zoom en una imagen, la capacidad de enfocar de forma variable en el paisaje de ensueño, así como la integración y la manipulación de los objetos que están en relación el uno al otro. El soñador controla conscientemente este sistema con el uso de la atención enfocada, y la selección e integración de memorias asociativas que cambian y alteran el curso de la narrativa del sueño. Las imágenes del sueño tienen una connotación emocional y cognitivamente relevantes. Los sueños a menudo incluyen creencias de un individuo, atribuciones o expectativas con respecto a una imagen mental en particular. Estas imágenes se pueden combinar y alterar para producir formas emergentes creativamente totalmente inesperadas. [49]

El sensor (ojo) y el control consciente volitivo han abreviado su función, la cual resulta limitada durante el sueño. Durante el sueño con información visual (el más frecuente en las personas que no son ciegos), es el sistema de imaginería representacional que tiene una prominencia cognitiva. Los sueños son una serie de escenas visuales, cada una compuesta de imágenes figurativas, vinculados y juntos, en formas narrativas que utilizan los formatos internos (Vg., idiomas y gramática) del pensamiento y la visión. Las imágenes son una característica representativa, así como su lengua y la gramática, que son a menudo y al mismo tiempo diferentes para cada personas. Algunas de estas imágenes son representaciones de objetos mundanos como "silla, mesas, ventanas." Otros pueden tener una connotación filosófica o espiritual profundas, como un "caballo." Imágenes simbólicas que se inscriben como arquetípicos dentro de la cultura en la cual ha crecido el soñante. [50]

Hasta este punto, no hay evidencia neuroanatómicas concretas de que los signos y símbolos de lo que se sueña, en formas de imágenes topográficas que puedan ser evidentes en la corteza visual. Los sistemas de exploración actuales, sí muestran una mayor actividad en las áreas visuales de la corteza occipital, durante los estados de ensoñaciones en el sueño MOR y el inicio del dormir, en donde es más probable que ocurra la actividad onírica. Pero ninguno de los sistemas de escaneo actuales, tiene la capacidad para detectar el detalle de los patrones de representación de las neuronas específicas que se activan en la corteza en ese momento preciso de un tipo específico de actividad onírica. [47]

Aunque parece probable, sin embargo, que las imágenes del sueño, se producen en asociación con la topografía de las imágenes que se proyectan neurofisiológicamente al SNC durante las ensoñaciones. En el futuro, con las mejoras tecnológicas de este tipo de

271

sistemas de detección de la actividad del SNC en vivo, se podrá demostrar concretamente esta correlación neuroanatómica y es probable que sea un tipo de dispositivo que se asemeje al de los video-jugadores que trabajan con imágenes y formas repetitivas. [51]

El videojuego Tetris requiere el control operativo repetitiva de formas geométricas, un proceso que es algo análogo a aquel en el que los monos fueron entrenado para mirar un blanco geométrico. Cuando se despierta a los jugadores de Tetris después del inicio del sueño, al menos durante los próximos dos horas, ellos reportan que sus sueños incluyen formas geométricas basadas en el Tetris. [51] Sobre la base de nuestra comprensión actual de la cartografía topográfica cerebral, parece razonable especular que tales formas, realmente pueden ser materializaciones de las exposiciones repetitivas, como patrones neuronales que se forman en la corteza visual de los cerebros de esos jugadores de Tetris.

Este espacio visual de los sueños varía según la etapa del sueño. Las ensoñaciones al inicio del dormir, tienen mayor intensidad visual que otras experiencias oníricas, por ejemplo de la segunda parte de la noche. Esto pueden incluir componentes de vivacidad excepcional, e incluso un tipo de realidad, que se observa en las alucinaciones hipnagógicas e hipnapómpicas de la transición de vigilia a sueño y sueño a vigilia, por ejemplo reportadas por los enfermos con narcolepsia. Que presentan ataques de sueño, en donde sin pasar por fases de sueño delta, ingresan de estar despiertos directamente al sueño MOR. Aunque, como los sueños, estas experiencias no son perceptuales del todo, pues ocurren en ausencia del marco de referencia externo. Se han explicado, diciendo que el sistema visual está funcionando aún a su máxima capacidad, cuando ocurre el inicio del episodio de dormir, es decir las vías visuales, están aún en un nivel muy diferente, de otras etapas del sueño. Es como si los sistemas no topográficos digitales de procesamiento visual tienen aún que cerrarse por completo. En los sueños al iniciar el episodio de dormir hay una gran cantidad de imágenes visuales muy vívidas, del mundo exterior que todavía está presentes, pues no hay una desconexión total de las cortezas visuales. Mientras menos complejas y variadas son las experiencias visuales de la vigilia, las ensoñaciones al iniciar el sueño serán visualmente más vividas que los sueños de otras etapas del dormir. [52]

DORMIR SIN EVOCACIÓN DEL SOÑAR.

Los recuerdo de los sueños, se han demostrado que están influenciados por muchos factores, como la actitud que se tiene hacia el soñar (entre más interesado o motivado estén los individuos, tendrán con más frecuencia la recuperación de los mismos), la personalidad (algunos rasgos psicológicos predispone a una mayor cantidad de evocación), el género (las mujeres son más a menudo capaces de recordar los sueños que los hombres) y las características emocionales de determinadas ensoñación. [53] Hay en particular, una relación positiva entre el mayor número de despertares nocturnos largos (diez o más segundos) y el número de los sueños que se logran recordar a la mañana siguiente, esto se ha observado tanto en individuos sanos y en pacientes con insomnio. Por el contrario, una relación negativa entre la frecuencia de recuerdo de los sueños y el número de movimientos periódicos de las piernas, se ha observado en pacientes con síndrome de piernas inquietas, probablemente debido a la corta duración de los despertares en estos pacientes (microdespertares de segundos).

Para arrojar algo de luz sobre esta cuestión, dentro de un protocolo de investigación de cuatro noches, se evaluaron tres índices de recuerdo de los sueños, a saber: (a) la proporción de sujetos con evocación exitosa (sujetos REC), (b) el número de sueños recordados por temas (REC tems), y (c) el número de sueños recordados por todos los sujetos después de una noche de recuperación, posterior a un período de 40 h de privación de sueño total, en comparación con los observados en las noches de adaptación y en la noche basal. Por otra parte, las posibles relaciones entre estos índices de recuerdo de los sueños y los parámetros macro estructurales de sueño (medida por medios de los registros polisomnográfico, esto es la llamada arquitectura del dormir), fueron evaluados en las tres noches. En los resultados se observaron que la noche de recuperación después de la privación de sueño total, las personas, voluntarios sanos que participaron en el estudio, tuvieron mayor dificultad para recordar lo que habían soñado. Esto se interpretó, como que es necesario tener despertares en la noche, para recordar lo soñado. Y que el rebote después de 40 horas de privación de sueño se hace a expensas del sueño delta, una de las etapas del dormir en donde no se ha detectado actividad onírica. Esto es, a mayor eficacia del dormir, con pocos o nulos despertares, no hay evocación de las ensoñaciones, lo cual no significa que no se sueñe, pero el problema de la memoria y las ensoñaciones es una de las interrogantes que aguarda dilucidación. ¿Por qué, si las ensoñaciones tienen un componente emocional relevante, no se recuerdan, de igual forma que lo que sucede al estar despiertos y con contenido emocional relevante? Una propuesta en este sentido, es que la memoria de trabajo, coordinada por la región prefrontal este inactiva. [54]

ACTIVIDAD ONÍRICA SIN SUEÑO MOR.

Para probar si las actividades mentales recolectadas en el sueño NO-MOR se ven influidas por el sueño MOR, en el siguiente estudio se provocó una supresión del sueño MOR usando clomipramina 50 mg o placebo administrada al inicio de la noche en un estudio con polisomnografía. Este fue un diseño cruzado "doble ciego", en el cual participaron 11 hombres jóvenes sanos. Los sujetos fueron despertados cada hora y se le preguntó acerca de su actividad mental. La supresión del sueño MOR (del 81%, rango de 39 a 98%), inducida por la clomipramina no afectó significativamente, cualquier aspecto de recuerdo de los sueños (longitud del informe, la complejidad, la rareza, la amenidad y la auto-percepción en el sueño o el pensamiento de tipo reflexivo). Las ensoñaciones largas y complejas, así como extrañas, persistieron incluso con la supresión de sueño MOR, ya sea parcial o totalmente, lo que sugiere que la generación de la actividad mental durante el sueño es independiente del estadio de sueño. Es decir, que bien pueden ser procesos paralelos, con relativa dependencia uno del otro, pero disociables. Por ejemplo, se requiere de estar dormido para soñar en el estilo clásico ya descrito, pero al parecer, esto no se limita a una fase o estadio de sueño en que esta actividad mental ocurre. [55]

Las diferencias entre los informes obtenido en las fases de sueño No- MOR y MOR, han llevado a cuestionar el modelo de "Activación Síntesis", que postula que hay un estado fisiológico, que facilita las características cualitativas del contenido mental [33]. Este modelo de "Activación – Síntesis", ha sido puesto en cuestión por aquellos que sugieren que la generación de las ensoñaciones implica el mismo mecanismos independientes, de la fase del sueño en que se producen [56] [57], por lo que el soñar es en gran medida independiente de la fisiología del sueño MOR. La observación de que el soñar puede ser eliminado por completo en lesiones o la lobotomía prefrontal , o por lesiones del cerebro anterior, que no incluyen al tronco cerebral (generador de sueño MOR) es otro hallazgo que apoya el modelo de un generador independiente de las ensoñaciones al de las diferentes etapas del dormir. [58, 59]

Sin embargo, los recientes hallazgos independientes confirman la hipótesis de que la neurofisiológica y los mecanismos de codificación y recuperación de recuerdos episódicos son en gran medida comparables a través de la vigilia y el sueño. Estudios de lesión cerebral y de neuroimagen convergen en señalar que la unión de la corteza prefrontal ventro medial y el área de asociación temporo-parieto-occipital desempeñan un papel crucial en el recuerdo de los ensoñaciones. [59]

Las observaciones preliminares de tipo neuropsicológicas
se enfocaron al tronco cerebral, de acuerdo con la opinión de que los mecanismo de inicio y mantenimiento del sueño MOR y esto implica que aunque los mecanismos del tronco cerebral también son responsables de la generación de sueño MOR. Sin embargo, se informó que las lesiones del tronco cerebral no necesariamente abolían lo soñando. Estos informes clínicos describen a dos pacientes que soñaban con muy poco o casi nada, después respectivamente de una lesión bilateral occipital-temporal y también con lesiones occipitales bilateral [60].

Una de las observaciones del estudio de personas con lesiones de la corteza cerebral, y las ensoñaciones fue que la presencia de daños en los lóbulos frontales no se asocia sistemáticamente con la pérdida de las ensoñaciones, y que las lesiones en los lóbulos parietales y lesiones que se asocian al síndromes de la des conectividad podría causar una pérdida de soñar, sin que sea necesario que se involucren ambos hemisferios. Por otra parte, hay reportes del cese de las ensoñaciones después de lesiones unilaterales izquierdas o derecha que fueron igual de frecuentes, que los daños bilaterales, asociados a ausencia de ensoñaciones. Esto es, una lesión en cualquier hemisferio podría ser suficiente para causar la pérdida de la actividad onírica, (es decir, las lesiones cerebrales unilaterales).

Por lo anterior se ha propuesto que las ensoñaciones pueden tener componentes complementario en cada hemisferio cerebral. En el hemisferio derecho, se proporciona el material básico para las ensoñaciones, mientras que en el hemisferio izquierdo se proporcionan los medios para la decodificación. Esto de hecho ocurre en otras funciones como el lenguaje, en donde la zona del lenguaje articulado, en personas diestras se localiza en la zona de Broca en el hemisferio izquierdo, mientras que en el mismo sitio, en el hemisferio derecho, se manejan funciones de entonación, pronunciación y el ritmo musical. [61]

La idea de que se generen mecanismos que subyacen a los sueños y mediados por áreas corticales específicas fue apoyada por nuevas reevaluaciones de estudios de lesiones que permitieron esbozar la red de las áreas corticales implicadas en el sueño.

Lesiones unilaterales (o, en algunos casos, las lesiones bilaterales) ubicada en las regiones de la unión temporo-parieto-occipital, cuya lesión se asocia a una pérdida completa de soñar, lo que sugiere que esta zona podría ser esencial para soñar en sí misma [5]. Este hallazgo es crucial, ya que ha sido reconocido mucho tiempo que la red cortical para la representación espacial se centra en la porción   inferior de el lóbulo parietal, que sirve en varios procesos   cognitivos   implicados en la imaginación en el estado de despierto.

Lo anterior apoya la propuesta de que la actividad onírica es independiente de la fase del sueño en que se presenta. En lesiones del tallo cerebral, en zonas vinculadas a los mecanismos vinculados al sueño MOR, aún cuando hay disminución de esta fase del dormir, no hay deterioro de las ensoñaciones. Mientras que lesiones del área parieto-temporo-occipital, produce ausencia de actividad onírica, aun cuando el sueño MOR, sigue estando presente.

La amígdala está implicada tanto en el control   de   la   codificación   y recuperación de recuerdos emocionales y la expresión   de   las   emociones durante la vigilia [62]. Por lo tanto, se puede también suponer que este implicada en el procesamiento de los recuerdos emocionalmente significativos durante el sueño y la carga emocional en sueños podría estar relacionada con su nivel de activación. En forma consistente con esta hipótesis, una actividad más elevada de la amígdala en sueño MOR y sueño No-MOR, [62] sería de esperarse, en comparación con el estado de vigilia, y una activación bilateral de la amígdala en sujetos capaces de evocar bien su actividad onírica al despertar del sueño MOR, y en efecto, esto es lo que se ha reportado.

Sin embargo, los estudios de neuroimagen parecen tener limitaciones propias por su baja resolución temporal, que hace que se tenga una dificultad intrínseca en evaluar los cambios, en escalas de tiempo mucho más largas. [38]

Otro campo de interés en el estudio neurocognitivo de las ensoñaciones, se refiere a aquellas personas con limitaciones motoras, o de tipo auditivas. Se puede presuponer que ante limitaciones de este tipo, habrá una sobre compensación de otras fuentes de información, diferentes a las que están ausentes. En un estudio se exploró esta hipótesis. Se estudiaron a individuos sin una alteración motora o de una deficiencia sensorial (no discapacitados), comparándolos con los que tienen un defecto en la información sensorial (congénitamente sordo-mudos), o en la salida del motora (congénitamente parapléjico).

El grupo no discapacitados consistió de 43 estudiantes de la Universidad de Bonn. Los participantes con discapacidad auditiva fueron reclutados a través del foro de internet de la Comunidad de Sordomudos de Alemania. Se contactaron a 13 personas que estaban dispuestos a compartir sus relatos de sueños, dos habían adquirido su condición de ser sordomudos, más tarde en sus vidas. Los siete participantes parapléjicos vinieron de un internado de la de Colonia y eran parapléjico desde el nacimiento. [63]

Se contrasto los reportes de los pacientes con limitaciones contra los voluntarios sanos. La hipótesis de la continuidad entre la realidad de vigilia y la de la fase onírica, predeciría, que el déficit en los pacientes, será compensado, El hallazgo de este grupo de investigadores, es que no hubo las diferencias compensadoras predichas. Ellos encontraron que la forma y el contenido de las ensoñaciones, desde el punto de vista sensorial era indiferente a la condición clínica subyacente del soñante. De manera sorprendentemente, incluso presentaban las modalidades sensoriales, que no tenían durante la fase del estar despiertos. Estas eran bastante comunes en los informes de sueño de los sujetos con discapacidad.

AUTOSCOPIA Y ACTIVIDAD ONÍRICA.

La hipótesis general surge de la suposición de que la alucinación de la imagen corporal durante el sueño implica la integración de la información con características perceptivo-somáticas del esquema corporal, con información que define la identidad de la autoimagen. [64] La representación de uno mismo en el sueño está dentro de las situaciones fisiológicas normales, por lo tanto, es un proceso complejo con muchos niveles fenomenológicos, que caracterizan la autopercepción, misma que se acompañan de experiencias emocionales diferentes.

El aspecto común es la ausencia de autocrítica o la reducción marcada de control cognitivo sobre el flujo de pensamientos. La fenomenología
en la representación de la imagen corporal también esta en parte, asociada a las

condiciones de sueño. Con base en el análisis de los informes de actividad onírica registrada en diferentes condiciones de sueño, Cicogna y Bosinelli, [65] han clasificado diferentes formas de auto-representación en los sueños:

(a) La presencia de Ser como un agente de pensamiento puro. La imagen corporal es totalmente ausente (Ejemplo: "Yo estaba pensando en los problemas de mi examen. . . Yo tenía la imagen del libro abierto. . .¿nada demás ").

(b) La propia imagen corporal parcial o total, más o menos asociado con sensaciones propioceptivas, cenestésicas, agradables o dolorosas.
Esta representación es más completa que una simple presencia de pensamiento no corpórea. (Ejemplo: "Estaba viendo mi cuerpo tendido en la cama, y era completamente blanco, a lo mejor beige. Tuve la oportunidad de verme a mí mismo acostado en la cama, en donde tenía para conciliar el sueño. . .. No vi la habitación, ni la cama, sólo mi cuerpo y el color beige como el color de mi piel ").

(c) La representación del yo como un observador pasivo de los acontecimientos oníricos. El soñador está dentro de la escena, pero no es más que un observador pasivo que no toma parte en la escena onírica. (Ejemplo: "Yo estaba en una estación de servicio y que estaba observando esta escena: un niño estaba montando un caballo inflable que tenía un motor dentro. Cuando sonó la señal de que el caballo tropezó contra un poste. El niño era mi sobrino ').

(d) Una alucinación precisa de la mente y el cuerpo, de forma análoga a la vigilia. El soñador participa activamente en la eventos con una alucinación plurisensorial del Yo, al igual que el conocimiento de sí mismo que uno experimenta al despertar. (Ejemplo: "yo estaba en el coche y estaba hablando con mi novia, estábamos hablando de un edificio. . . Yo estaba involucrado en una discusión, que no me
 gustaba. . .Se sentía como si estuviera en la vida real ").

(e) La identificación con otros personajes en el sueño. La experiencia de tipo onírica, en sí misma, es *sui generis*, expresada ya sea por forma de realización de actividades en le sueño o la identificación de otros personajes o incluso objetos. (Ejemplo: " Un montón de hermosas actrices.. ..Yo estaba transformado y convertido en un actor famoso " y " Yo estaba dentro de una máquina fotocopiadora gigantesca; Yo sabía que estaba en el interior, como una entidad abstracta, como una mente, yo era la máquina, así que no me pude ver a mí mismo ").

(f) Una doble representación del uno-mismo con dos funciones distintas y relativamente activas. Por ejemplo, el soñador juega tanto el papel del personaje principal y la de un observador o bien desempeña funciones de diferentes protagonistas. (Ejemplo: " Yo estaba en América del Sur, estaba montando un caballo, y otras personas estaban conmigo. . .nosotros perseguíamos a un hombre, que también era yo mismo, pero él (I) tenía muy poco dinero ").

La representaciones de la auto-imagen durante el sueño MOR, es muy similares a la percepción que se tiene durante la vigilia. Esto incluye
alucinaciones precisas de la mente y el cuerpo. El sujeto en estas situaciones tiene alucinación complejas de sí mismo, que implican tanto la representación de su esquema corporal y de sus experiencias, como vinculados a los pensamientos y a las

emociones. En contraste, durante el inicio del sueño (SO- sleep onset) y sueño de ondas lentas (sueño no MOR), se ha observado una representación polimorfa de la imagen corporal. [64] En particular, en ambos SO y sueño No MOR, con mayor frecuencia dan lugar, a la representación parcial de la persona en una forma sin cuerpo. El ser es como un agente que está pensado, o en la forma de un cuerpo estático o simples observadores de la escena del sueño sin sentimientos o la participación emocional. Esas dos condiciones de sueño tan diferentes unos de otros proporcionan aspectos de la percepción corporal que comparten ciertos elementos. Ciertamente, el inicio del sueño se tiene   un importante característica fisiológica, ya que es una fase de transición entre dos condiciones, con diferentes niveles de cognición   y vigilancia neurofuncional. La transición de la vigilia a sueño, implica una interrupción del contacto con el entorno, esto es se reduce la información de entrada externa y la interna corporal.

Esta interrupción que es primero de comportamiento, antes de convertirse en fisiológica,   implica un ritual de preparación a dormir, como es la colocación de uno mismo, en la posición supina, la cual reduce en gran medida la estimulación aferente. La oscuridad, el ambiente propicio para la reducción de estímulos aferentes sensoriales. Desde un punto de vista cognitivo, esta transición da paso a la experiencia mental particular de conciliar el sueño, que es un tipo de alucinación hipnagógica, en el que hay imágenes estática que se producen, en ausencia de una temática narrativa. La representación en estas imágenes del soñador, está completamente ausente o, más frecuentemente, está fragmentada en modalidades parciales que pueden incluir la representación de sólo el cuerpo de uno mismo o el ser como un agente puro de tipo pensamiento. Esto es una consecuencia de la oscilación de la conciencia entre la vigilia y el sueño. Las aferencias sensoriales, aun no están inhibidas. [66]

En contraste, durante el sueño No MOR, la auto-representación podría tener un origen diferente que está ligado a la activación parcial de la hipoactivación cortical y subcortical, que es particularmente acentuado en esta fase del sueño. Además, la representación de la autoimagen mas fidedigna, equivalente a la vigilia, durante el sueño MOR, está vinculada, a que la actividad onírica requiere del funcionamiento, esto es conectividad óptima de la región parieto-temporo-occipital. Concretamente la del lado derecho, la cual se ha identificado como el sitio de localización de la percepción personal o del uno-mismo. Esto es un área asociativa de confluencia de información corporal, contextualizada con las vivencias del uno-mismo ontológico (a lo largo de la vida de la persona).

Además, la activación neurofisiológica particular de ciertas áreas cerebrales involucradas en el procesamiento de la memoria podría facilitar la integración de la información procedente de los diferentes sistemas de memoria. Eso podría explicar por qué la autoimagen durante los sueños MOR, es con frecuencia similar a la percepción de la persona en estado de vigilia. Sin embargo, durante sueño No MOR, debido a la hipoactivación de las áreas corticales responsables de la actividad mnemónica, puede ser más difícil para el sistema cognitivo, llevar la información del uno-mismo, que implica, diferentes sistemas de memoria y proceso para producir una representación simbólica completa de la imagen corporal.

En el sueño No-MOR, y en especial en la fase de sueño de ondas lentas delta, se tienen evidencias experimentales de que hay una desconexión entre las columnas que conforman el córtex. Esto se ha explorado con la inducción de corrientes en la corteza cerebral en personas con diferentes estadios de sueño y vigilia. La hipoactivación cortical en sueño No-MOR, crea una dificultad para contextualizar a la persona y con su entorno. [64]

ENSOÑACIONES Y MEMORIA

Desde varias líneas de evidencia se refutan la hipótesis de que los recuerdos del tipo de la memoria declarativas son procesados / consolidan durante el sueño. Uno de los argumentos más fuertes en contra de un papel para el sueño en la memoria declarativa consiste en la demostración de que la supresión marcada o eliminación de sueño MOR en los sujetos con los fármacos antidepresivos o con lesiones del tronco cerebral no produce ningún efecto perjudicial sobre la cognición. La memoria procesal, como la memoria declarativa, se someten a un período lento, dependiente del tiempo de consolidación. Un proceso que se ha descrito recientemente es que el rendimiento en algunas tareas procesales mejoran con el mero paso del tiempo y que se ha denominado "perfeccionamiento". Algunos estudios, pero no en otros, han informado de que la consolidación / mejoría de las habilidades perceptivas y motoras depende de sueño. Sugerimos que la consolidación o mejora, que se inició en la vigilia con la adquisición de tareas, podría en algunos casos, extenderse al dormir, pero el sueño no tendría ningún papel único en estos procesos. En suma, no hay pruebas convincentes para apoyar una relación entre el sueño y consolidación de la memoria. [67]

Sin embargo, en lo referente al aprendizaje, es decir la incorporación de conocimiento, la historia es diferente. Ahora está bien establecido que un episodio de sueño, después de aprendizaje es beneficioso para el rendimiento de la memoria humana. Mientras tanto, los estudios en humanos y animales han demostrado que se re-expresa la actividad neuronal relacionada con el aprendizaje-durante la post-entrenamiento en la fase del sueño sin movimientos oculares o sueño No-MOR. El sueño No MOR parece ser particularmente beneficioso para las formas de aprendizaje que son hipocampo-dependiente. Estas observaciones sugieren que el aprendizaje desencadena la reactivación y reorganización de las huellas de la memoria durante el sueño, un proceso a nivel de sistemas que a su vez mejora el rendimiento conductual. Aquí, la hipótesis de que soñar con una experiencia de aprendizaje durante el sueño No MOR, se asocia con un mejor rendimiento en una tarea de memoria espacial dependiente del hipocampo. Un grupo de sujetos fueron entrenados en una tarea de navegación virtual y luego de analizar de nuevo la misma tarea 5 horas después de la formación inicial. Mejoro el rendimiento la prueba, y esto se asoció fuertemente con la imagen de sueños relacionadas con las tareas durante la siestas. Los pensamientos o imaginación de la ejecución de las tareas relacionadas, durante la vigilia, en contraste, no predijeron un mejor rendimiento. Estas observaciones sugieren que la consolidación de la memoria durante el sueño en los seres humanos se facilita por la línea reactivación de recuerdos recién formados, y, además, que las experiencias durante el sueño reflejan este procesamiento de la memoria. [68]

Es posible que la facilitación del aprendizaje y la memoria declarativa, tengan una relación complementaria con respecto al dormir y el soñar. Hay que recalcar que ambos procesos no son sinónimos. [69] En trabajos sobre el dormir y la memoria, si hay claras evidencias de que sobre todo el sueño No-MOR, interviene en procesos de sinaptogénesis y una especie de "poda" de aprendizajes irrelevantes para la supervivencia. El olvido de lo superfluo, juega un papel relevante en todos estos procesos. [70, 71]

PSICOPATOLOGÍA Y ENSOÑACIONES

Una de las posibles funciones del soñar pudiera estar vinculada con el manejo de información relacionada a eventos estresantes. [72] Esto se pone de relevancia en especial en personas que desarrolla en Sindrome de Estrés Postraumático (SEPT).

En la actual clasificación de las alteraciones psiquiátricas de la American Psychiatric Association, DSM-5 (Diagnostic and Statistical Manual of Mental Disorders Fifth Edition, 2013), se ha considerado un capítulo separado a la serie de eventos, los cuales son el resultado de experiencias de vida traumáticas para determinados seres humanos. Esta sección se denomina Alteraciones relacionadas a eventos traumáticos o estresantes. En esta se incluye al síndrome de estrés postraumático (SEPT). [73]
El SEPT es el resultado de haber estado expuesto o haber sido testigo de un evento

traumático. También el saber de un familiar o ser querido expuesto a este trauma. Se tiende a evitar situaciones o recuerdos que revivan la experiencia de estar sometidos al evento traumático.

Al poco tiempo de que sucede lo anterior (entre 4 a 6 semanas en promedio) hay la aparición de uno o mas de los siguientes síntomas:

1. Memorias intrusivas y vívidas del evento traumático.
2. Ensoñaciones recurrentes sobre el evento traumático.
3. Reacciones disociativas en donde la persona parece estar teniendo la experiencia del evento traumático.
4. Presión psicológica intensa que lleva a limitar sus actividades diarias.
5. Tendencia a conductas para evitar situaciones que recuerden o que faciliten la activación de memorias del evento traumático.
6. Alteraciones cognitivas y del estado de ánimo. Por ejemplo incapacidad para recordar hechos relevantes del evento.
7. Exageración de los elementos negativos del evento.
8. Distorsión cognitiva del evento.
9. Un estado negativo de ansiedad y horror vinculado al evento.

10. Incapacidad para reconocer sentimientos o emociones satisfactorias.

Las principales áreas de comorbilidad en personas con SEPT son depresión mayor, otras alteraciones por ansiedad, adicción al alcohol, trastornos del sueño. En mujeres y niños hay un aumento de la frecuencia de ideación suicida y de suicidios. [73]

Las alteraciones del dormir son particularmente agudas en el SEPT. [74] Los trastornos del sueño son muy prevalentes y una causa de grave de incapacidad para la persona que los sufren. [75] En los módulos de atención de salud mental para el SEPT, las alteraciones del sueño suelen no ser tomadas en cuenta, y se supone que es el contexto en el que la adaptación al trauma las intenta procesar a nivel cerebral. Sin embargo, hay claras evidencias de que las alteraciones del sueño son en si una gama de manifestaciones promórbidas al establecimiento del SEPT.

El diagnóstico o el tratamiento de las quejas de pesadillas, movimientos de extremidades, e incluso de apneas del sueño de pacientes con SEPT se ignoran, aunque estos pueden ser las principales razones, para buscar ayuda con el médico o psicólogo. El insomnio parece ser uno de los síntomas residuales más comunes del SEPT, y sin embargo este es secundario a la hiperactividad neurovegetativa que presentan estas personas. [76, 77]

Un evento traumático induce una reacción post-traumático

de estrés en algunas personas. Esto se puede desarrollarse de manera completa SEPT, o puede expresarse a través de varios síntomas, de los que los trastornos del sueño forman parte. [78]

El SEPT consiste en tres grupos sintomáticos:
(1) Actividad cognitiva intrusiva / volver a experimentar los síntomas, como "flashbacks" y/o pesadillas.
(2) Los síntomas de evasión relacionados al evento (por ejemplo, evitar el pensamiento o situaciones vinculadas al evento).

(3) Los síntomas de hiperactivación neurovegetativa, de los que el insomnio es solo una parte.

En el punto de vista actual, el insomnio y las pesadillas son síntomas secundarios al problema "real", que es el SEPT. [79, 80] Los trastornos del sueño tiene un alto impacto y es un factor de riesgo para el desarrollo y cronicidad del SEPT. Los estudios epidemiológicos a gran escala encontraron una prevalencia de las pesadillas en el SEPT pacientes de todo 50-70%. [81-83]

El insomnio también es frecuente en pacientes con trastorno de estrés postraumático, con estimaciones que varían de 40% a 50%, [84] dependiendo de los criterios utilizados. Dos estudios con mediciones objetivas, encontraron una incidencia de los trastornos del sueño con afectación de la respiración (TSAR) de alrededor del 50%. [85] Una serie de los estudios del sueño en las personas que buscan ayuda para los trastornos del sueño post-traumáticas encontraron que los TSAR en más del 90% de los participantes, [86] utilizando las muestras que evalúan objetivamente los TSAR (bandas en torax, abdomen, termistores en nariz y boca).

Es de relevancia el mencionar, que en varios estudios se han indicado que los trastornos del sueño inmediatos al evento traumático, son un factor de riesgo para el desarrollo de SEPT. En informes subjetivos tanto de insomnio y pesadillas, que se han recabado después de un mes de experimentando un accidente de motor de vehículo, y previos al desarrollo de SEPT que ocurrió seis meses más tarde, la prevalencia de estas alteraciones del dormir fue elevada antes del SEPT. [87] En un estudio pequeño con 39 pacientes con trastorno de estrés postraumático (trauma civil) se reportó que las pesadillas postraumáticas surgen en un plazo de un mes, posterior al evento traumático y que esto predijo la severidad de los síntomas del SEPT, seis semanas mas tarde. [88-92] Un hecho a destacar al respecto, es que las pesadillas o en aumento de ensoñaciones, no son pautas adaptativas al trauma, sino la activación neurovegetativa de este evento.

Un aspecto intrigante de las pesadillas que preceden el SEPT, es que las personas que las desarrollaran en el curso del SEPT, no siempre están involucradas a revivir el evento que motivó el desarrollo el SEPT. Hay otro grupo de pesadillas, que se les ha llamado pesadillas idiopáticas, se presentan desde la infancia y persisten a lo largo de la vida. [93] Pudieran ser un factor de vulnerabilidad para el desarrollo del SEPT, pero no se ha explorado como tal.

NEUROBIOLOGÍA DE LAS ALTERACIONES DEL SUEÑO EN EL SEPT.

El sueño MOR, coo ya se ha revisado previamente, se inicia por los núcleos colinérgicos en el tallo cerebral y se caracteriza inicialmente por el aumento actividad de la acetilcolina liberada por los núcleos pedúnculo pontinos y tegmental ventral (LDT y PPT) localizados en el tegmento ponto-mesencefalico. A estas neuronas se les conoce como "REM-on", pues activan a las estructuras del rafé pontino que dan inicio al sueño MOR. Este se termina cuando la actividad aminérgica aumenta nuevamente. Esto se ha representado como un tipo de actividad oscilatoria con un periodo de aproximadamente 90 a 120 minutos, en donde a lo largo de un episodio nocturno, se alterna entre sueño sin movimientos oculares rápidos y sueño MOR [94]. El sueño MOR, es probablemente importante para el procesamiento emocional de la información, por lo tanto, depende en gran medida, de este ciclo de alternancia de la actividad colinérgica y aminérgica.[88]

En pacientes con trastorno de estrés postraumático, se han reportado aumento de los niveles noradrenérgicos que pueden interrumpir este alternando ciclo colinérgica / aminérgico (noradrenalina es parte de esta última categoría de neurotransmisor).

El aumento de los niveles noradrenérgicos en el SEPT parecen estar asociados con la disfunción de la amígdala. Esta a su vez tiene conexiones con la corteza prefrontal y desempeñan un papel central en el procesamiento emocional, por ejemplo, el miedo relacionado con cierta información. La corteza prefrontal controla a la amígdala (e inhibe sus respuestas emocionales). Sin embargo, demuestra una disminución de su actividad durante el sueño MOR, [95] particularmente en el área dorsolateral. Además, existen proyecciones de la amígdala, directamente a los núcleos colinérgicos que inician y modulan el sueño MOR. La hiperactividad de la amígdala, resulta en una fragmentación o reducción de la duración promedio de cada uno de los episodios de sueño MOR, por la mencionada elevación de los niveles de noradrenalina. Hay varios estudios que han encontrado esto y un aumento de la densidad de movimientos de ojos por minuto de sueño MOR (densidad de sueño MOR). [96] El recordar con más frecuencia las ensoñaciones, se ha vinculado a la frecuencia, con que el paciente con SEPT se despierta por la fragmentación del sueño MOR. La misma activación de norepinefrina, podría explicar los movimientos periódicos de las extremidades durante el sueño MOR y las pesadillas, que se han estado manejando con eficacia con prazosin, que inhibe la liberación de norepinefrina. [97]

Las alteraciones del dormir y el aumento de la actividad onírica preceden al establecimiento formal del SEPT, por lo que se ha especulado que una de las funciones de la actividad onírica pudiera estar vinculada a un proceso de adaptación al estrés mediante la re-actuación de la situación motivo del SEPT.

No se tienen una cifra de cuantas personas pueden tener esta capacidad llamada resiliencia, y si uno de los mecanismos para obtenerla es la exposición gradual al evento traumático controlado en las ensoñaciones (Vg., un tipo de realidad virtual). El término resiliencia se refiere a la capacidad de los sujetos para sobreponerse a períodos de dolor emocional y traumas. Cuando un sujeto o grupo es capaz de hacerlo, se dice que tiene una resiliencia adecuada, y puede sobreponerse a contratiempos o incluso resultar fortalecido por éstos. [98]

Las pesadillas son un tipo de parasomnias frecuente asociado con un rango de trastornos psiquiátricos, principalmente de ansiedad o depresión. Estas se inscriben dentro del patrón adaptativo de confrontación adscritas a la actividad onírica. Sin embargo, los niveles de activación amigdalina y por lo tanto emocionales, hacen que la persona se despierte llena de ansiedad, con un claro recuerdo del episodio onírico. [99, 100]

En la actualidad se distinguen a las pesadillas idiopáticas, aquellas de rigen no esclarecido, con las del estrés post traumático. Sin embargo esta diferenciación es por las causas que motivan esta parasomnias, aunque desde el punto de vista fenomenológico no se pueden diferenciar. Ambos tipos de pesadillas se distinguen de los terrores del sueño,
que también implican despertares basadas en el miedo, pero que suelen surgir de sueño no-MOR, y que no están acompañados por recuerdos de sueños intensos y no son estos los que provocan los despertares, la mayoría de las veces confusos, y sin reconocer el entorno. Estos terrores nocturnos se presentan en la primera parte de la noche. [101]

El modelo de simulación amenaza, discutido previamente para las ensoñaciones, tiene su mejor ejemplo en las pesadillas. En la teoría evolutiva se asigna un papel central a los sueños, como una forma de resolver amenazas en la producción de las ensoñaciones y pesadillas. Revonsuo,[14] considera que las pesadillas son representaciones virtuales en donde se busca respuestas realistas a las amenazas de eventos subjetivamente.

En un estudio se investigó la relación entre la experiencia de pesadilla, la psicopatología y la personalidad en una muestra de 148 estudiantes de las escuelas australianas de edades comprendidas entre 12 y 18 años. En esta muestra, los adolescentes que experimentaron altos niveles de angustia, r también tendía a experimentar altos niveles de pesadillas y despertares con angustia. No se encontraron diferencias significativas por género en cualquiera de las medidas de pesadilla.
Todas las puntuaciones de psicopatología correlacionaron fuertemente con la ansiedad era el correlato más frecuente de pesadillas. [102]

Una de las alteraciones neurológicas, en donde la actividad onírica es parte de la sintomatología cardinal para el diagnóstico clínico es la narcolepsia. En esta enfermedad hay las siguientes manifestaciones clínicas: ataques de sueño (algunos con inicio directo a sueño MOR); cataplexia, parálisis de sueño, alucinaciones hipnagógicas e hipnapómpicas. Estas últimas son estados de alteración de conciencia en donde la persona inicia su actividad onírica recién se ha dormido, en los ataques breves de sueño. [103]

En un estudio reciente, se evaluó la actividad onírica de 118 narcolépticos. Sus sueños más frecuentes fueron divididos en cuatro grupos: (A) bajo Sensibilidad / sueños mundanos, (B) sueños vívidos sin molestias debidas a las emociones negativas, (C) pesadillas, (D) la reducción de pesadillas, posiblemente por la medicación. Las pesadillas se encontraron en un tercio de los pacientes. En comparación con la población general, las pesadillas parecen ser significativamente más prevalentes y ser parte de las bases neurobiológicas de la narcolepsia.
El papel de la deficiencia funcional de la hipocretinas u orexinas, que frenan el inicio del sueño y del sueño MOR, y que forman parte de la fisiopatología de esta enfermedad, se han propuesto como parte de la explicación de las ensoñaciones vívidas y de las pesadillas. [104]

EN la enfermedad de Parkinson también se han reportado alteraciones en la evocación de las ensoñaciones. Las parasomanias que con más frecuencia se reportan son las alteraciones conductuales del sueño MOR, sueños vívidos y pesadillas, en aproximadamente el 15 % de los pacientes. A esto se le agrega somnolencia y episodios ocasionales de ataques de sueño. [105]

CONCLUSIONES

El estudio de la actividad onírica mediante métodos neurocognitivos y con herramienta de las neurociencias básicas y clínicas, es una realidad, que avanza, utilizando diferentes paradigmas que antaño estaban desacreditados por las misma comunidad científica.

Una aproximación básica es el estudio evolutivo de este tipo de actividad onírica, con las herramientas que se utilizan para otro tipo de procesos fisiológicos. No hay actividades corporales ociosas o fortuitas. El reto es buscar su explicación en el contexto de la teoría general evolutiva.

La exploración de las variaciones de la conciencia a lo largo de las fases del sueño, se ha enfocado en aumentar la lucidez, o claridad de la experiencia de lo que se sueña, con lo cual se pueda recabar información fenomenológica sobre las ensoñaciones.

La ciencia, a diferencia de las doctrina, o creencia, avanza rebatiendo y buscando limitaciones a las hipótesis que fueron funcionales y operativas, pero que ya no explican a satisfacción el fenómeno que las originó. Este es el caso de la hipótesis de "Activación y Síntesis". Inclusive, la posibilidad de quela actividad onírica, como un proceso en paralelo en donde las fases del dormir no sean suficientes o necesarias para este proceso, se ha empezado a discutir.

Ciertamente la exploración de la actividad onírica, va a proporcionar información sobre lo que llamamos consciencia, como se comporta en las etapas del dormir y el estar despierto, y la similitud de mecanismo que se comparten y excluyen. Esta es un área de interés científico que crece, y que involucra a neurólogos, psicólogos, psiquiatras, neurocientíficos y neurofilósofos. Su utilidad clínica, será en definitiva algo relevante en el terreno de las neurociencias clínicas.

Referencias

1. Berkley, G., *Treatise Concerning the Principles of Human Knowledge*. 1710.
2. Descartes, R., *Discours de la méthode pour bien conduire sa raison, et chercher la vérité dans les sciences*. 1637, France.
3. Reale, G., Antiseri, D. , *Historia del Pensamiento Filosófico y Cientíifico*. Vol. 1. 1988, Barcelona: Herder. 75.
4. Godfrey-Smith, P., *Theory and Reality: An Introduction to The Philosophy of Science.* . 2003, Chicago USA: The University of Chicago Press. 18.
5. Blackburn, S., *Truth: A Guide.* 2005, London: Oxford.
6. Bunge, M., *Epistemología* 2004, México: Siglo XXi Editores.
7. Husserl, E., *Ideas : General Introduction to Pure Phenomenology,.* 1962, London: Collier-Macmillan.
8. Mizuno, Y., Kato, S., Mutoh, A., Itoh, H. *A behavioral model based on meme and qualia for multi-agent social behavior* in *Advanced Information Networking and Applications, 2005.* . 2005.
9. Churchland, P.S., *What neurosciece tell us about morality*. 2011, Princeton: Priceton Iniversity Press.

10. Piaget, J., *Biología y Conocimieto*. 1969, México: Siglo XXI.

11. Price, A.P., S., *Rules and connections in human language*. Trens in Neuroscience, 1988. **11**.

12. Blum, H.P., *Freud's private mini-monograph on his own dreams. A contribution to the celebration of the centenary of The interpretation of dreams*. Int J Psychoanal, 2001. **82**(Pt 5): p. 953-64.

13. Snyder, F., *Toward an evolutionary theory of dreaming*. Am J Psychiatry, 1966. **123**(2): p. 121-42.

14. Revonsuo, A., *The reinterpretation of dreams: an evolutionary hypothesis of the function of dreaming*. Behav Brain Sci, 2000. **23**(6): p. 877-901; discussion 904-1121.

15. Dwyer, R., R.L. Van de Castle, and B.A. Pimm, *Dreams as a multidimensional expression of PSI*. Explore (NY), 2010. **6**(4): p. 263-8.

16. Marzano, C., et al., *Recalling and forgetting dreams: theta and alpha oscillations during sleep predict subsequent dream recall*. J Neurosci, 2011. **31**(18): p. 6674-83.

17. McNamara, P., et al., *Impact of REM sleep on distortions of self-concept, mood and memory in depressed/anxious participants*. J Affect Disord, 2010. **122**(3): p. 198-207.

18. Bray, N., *Sleep: Inducing lucid dreams.* Nat Rev Neurosci, 2014. **15**(7): p. 428.

19. Sasaki, Y., *[Recent progress of neuroimaging studies on sleeping brain].* Brain Nerve, 2012. **64**(6): p. 611-9.

20. Dement, W.C., *History of sleep medicine.* Neurol Clin, 2005. **23**(4): p. 945-65, v.

21. Rowley, J.T., R. Stickgold, and J.A. Hobson, *Eyelid movements and mental activity at sleep onset.* Conscious Cogn, 1998. **7**(1): p. 67-84.

22. Kales, A., et al., *Mentation during sleep: REM and NREM recall reports.* Percept Mot Skills, 1967. **24**(2): p. 555-60.

23. Llinas, R.R. and D. Pare, *Of dreaming and wakefulness.* Neuroscience, 1991. **44**(3): p. 521-35.

24. Siegel, J.M., *REM sleep: a biological and psychological paradox.* Sleep Med Rev, 2011. **15**(3): p. 139-42.

25. Hobson, J.A., et al., *Dream bizarreness and the activation-synthesis hypothesis.* Hum Neurobiol, 1987. **6**(3): p. 157-64.

26. Kahn, D., et al., *Dreaming and waking consciousness: a character recognition study.* J Sleep Res, 2000. **9**(4): p. 317-25.

27. Hobson, J.A., E.F. Pace-Schott, and R. Stickgold, *Dreaming and the brain: toward a cognitive neuroscience of conscious*

states. Behav Brain Sci, 2000. **23**(6): p. 793-842; discussion 904-1121.

28. Fosse, R., R. Stickgold, and J.A. Hobson, *The mind in REM sleep: reports of emotional experience.* Sleep, 2001. **24**(8): p. 947-55.

29. Sastre, J.P. and M. Jouvet, *[Oneiric behavior in cats].* Physiol Behav, 1979. **22**(5): p. 979-89.

30. Mahowald, M.W. and C.H. Schenck, *Rem sleep without atonia--from cats to humans.* Arch Ital Biol, 2004. **142**(4): p. 469-78.

31. Jouvet, M., *[Periodic recycling of the central nervous system by dreaming during paradoxical sleep].* Union Med Can, 1988. **118**(3): p. 220-6.

32. Revonsuo, A. and K. Valli, *How to test the threat-simulation theory.* Conscious Cogn, 2008. **17**(4): p. 1292-6; discussion 1297-301.

33. McCarley, R.W. and E. Hoffman, *REM sleep dreams and the activation-synthesis hypothesis.* Am J Psychiatry, 1981. **138**(7): p. 904-12.

34. Fuster, J.M., *Cortex and Mind: Unifying Cognition.* 2003, Los Angeles: Oxford University Press.

35. Valli, K., et al., *The threat simulation theory of the evolutionary function of dreaming: Evidence from dreams of*

traumatized children. Conscious Cogn, 2005. **14**(1): p. 188-218.

36. Fox, K.C., et al., *Dreaming as mind wandering: evidence from functional neuroimaging and first-person content reports.* Front Hum Neurosci, 2013. **7**: p. 412.

37. Lee Kavanau, J., *Evolutionary approaches to understanding sleep.* Sleep Med Rev, 2005. **9**(2): p. 141-52.

38. De Gennaro, L., et al., *How we remember the stuff that dreams are made of: neurobiological approaches to the brain mechanisms of dream recall.* Behav Brain Res, 2012. **226**(2): p. 592-6.

39. La Berge, S.P., et al., *Lucid dreaming verified by volitional communication during REM sleep.* Percept Mot Skills, 1981. **52**(3): p. 727-32.

40. Stumbrys, T., et al., *Induction of lucid dreams: a systematic review of evidence.* Conscious Cogn, 2012. **21**(3): p. 1456-75.

41. Stoerig, P., *The neuroanatomy of phenomenal vision: a psychological perspective.* Ann N Y Acad Sci, 2001. **929**: p. 176-94.

42. Avery, M.C., N. Dutt, and J.L. Krichmar, *Mechanisms underlying the basal forebrain enhancement of top-down and bottom-up*

attention. Eur J Neurosci, 2014. **39**(5): p. 852-65.

43.   Saifullah, M., C. Balkenius, and A. Jonsson, *A biologically based model for recognition of 2-D occluded patterns.* Cogn Process, 2014. **15**(1): p. 13-28.

44.   Deco, G. and B. Schurmann, *A neuro-cognitive visual system for object recognition based on testing of interactive attentional top-down hypotheses.* Perception, 2000. **29**(10): p. 1249-64.

45.   Barrett, D. and P. McNamara, *Encyclopedia of sleep and dreams : the evolution, function, nature, and mysteries of slumber.* 2012, Santa Barbara, Calif.: Greenwood.

46.   Wamsley, E.J., et al., *Cognitive replay of visuomotor learning at sleep onset: temporal dynamics and relationship to task performance.* Sleep, 2010. **33**(1): p. 59-68.

47.   Arnulf, I., *The 'scanning hypothesis' of rapid eye movements during REM sleep: a review of the evidence.* Arch Ital Biol, 2011. **149**(4): p. 367-82.

48.   Boeve, B.F., *REM sleep behavior disorder: Updated review of the core features, the REM sleep behavior disorder-neurodegenerative disease association, evolving concepts, controversies, and future directions.* Ann N Y Acad Sci, 2010. **1184**: p. 15-54.

49.   Windt, J.M. and V. Noreika, *How to integrate dreaming into a general theory of consciousness--a critical review of existing positions and suggestions for future research.* Conscious Cogn, 2011. **20**(4): p. 1091-107.

50.   Sprenger, A., et al., *Eye movements during REM sleep and imagination of visual scenes.* Neuroreport, 2010. **21**(1): p. 45-9.

51.   Masquelier, T., L. Albantakis, and G. Deco, *The timing of vision - how neural processing links to different temporal dynamics.* Front Psychol, 2011. **2**: p. 151.

52.   Mazzetti, M., et al., *REM-dreams recall in patients with narcolepsy-cataplexy.* Brain Res Bull, 2010. **81**(1): p. 133-40.

53.   Kavanau, J.L., *Dream contents and failing memories.* Arch Ital Biol, 2002. **140**(2): p. 109-27.

54.   Giustino, G., *Memory in dreams.* Int J Psychoanal, 2009. **90**(5): p. 1057-73.

55.   Oudiette, D., et al., *Dreaming without REM sleep.* Conscious Cogn, 2012. **21**(3): p. 1129-40.

56.   Antrobus, J., *Dreaming: cognitive processes during cortical activation and high afferent thresholds.* Psychol Rev, 1991. **98**(1): p. 96-121.

57.   Foulkes, D. and N.H. Kerr, *Point of view in nocturnal dreaming.* Percept Mot Skills, 1994. **78**(2): p. 690.

58.   Jus, A., et al., *Studies on dream recall in chronic schizophrenic patients after prefrontal lobotomy.* Biol Psychiatry, 1973. **6**(3): p. 275-93.

59.   Solms, M., *Dreaming and REM sleep are controlled by different brain mechanisms.* Behav Brain Sci, 2000. **23**(6): p. 843-50; discussion 904-1121.

60.   Stumbrys, T., D. Erlacher, and M. Schredl, *Testing the involvement of the prefrontal cortex in lucid dreaming: a tDCS study.* Conscious Cogn, 2013. **22**(4): p. 1214-22.

61.   Meissner, W.W., *The mind-brain relation and neuroscientific foundations: III. Brain and psychopathology, the split brain, and dreaming.* Bull Menninger Clin, 2006. **70**(3): p. 179-201.

62.   De Gennaro, L., et al., *Amygdala and hippocampus volumetry and diffusivity in relation to dreaming.* Hum Brain Mapp, 2011. **32**(9): p. 1458-70.

63.   Voss, U., et al., *Waking and dreaming: related but structurally independent. Dream reports of congenitally paraplegic and deaf-mute persons.* Conscious Cogn, 2011. **20**(3): p. 673-87.

64. Occhionero, M. and P.C. Cicogna, *Autoscopic phenomena and one's own body representation in dreams.* Conscious Cogn, 2011. **20**(4): p. 1009-15.

65. Cipolli, C., et al., *Active processing of declarative knowledge during REM-sleep dreaming.* J Sleep Res, 2001. **10**(4): p. 277-84.

66. Dijk, D.J., *Sleep research: observing dreams and inducing hypnagogic images.* J Sleep Res, 2012. **21**(1): p. 1-2.

67. Vertes, R.P., *Memory consolidation in sleep; dream or reality.* Neuron, 2004. **44**(1): p. 135-48.

68. Wamsley, E.J., et al., *Dreaming of a learning task is associated with enhanced sleep-dependent memory consolidation.* Curr Biol, 2010. **20**(9): p. 850-5.

69. Wamsley, E.J. and R. Stickgold, *Dreaming and offline memory processing.* Curr Biol, 2010. **20**(23): p. R1010-3.

70. Simon, M., *[Is it still the "royal way"? The dream as a junction of neurobiology and psychoanalysis].* Psychiatr Hung, 2011. **26**(6): p. 378-92.

71. Stickgold, R., et al., *Sleep, learning, and dreams: off-line memory reprocessing.* Science, 2001. **294**(5544): p. 1052-7.

72. Empson, J. and M.B. Wang, *Sleep and dreaming.* 3rd ed. 2002, Houndmills,

Basingstoke, Hampshire ; New York, N.Y.: Palgrave. xiii, 254 p.

73. Association, A.P., *Diagnostic and Statistical Manual of Mental Disorders.* FIFTH EDITION ed. 2013.

74. Lipper, S., J.D. Edinger, and R.M. Stein, *Sleep disturbance and PTSD.* Am J Psychiatry, 1989. **146**(12): p. 1644-5.

75. March, J.S., *Sleep disturbance in PTSD.* Am J Psychiatry, 1990. **147**(12): p. 1697-8.

76. Nadelson, C.C., *Consequences of rape: clinical and treatment aspects.* Psychother Psychosom, 1989. **51**(4): p. 187-92.

77. Nadorff, M.R., S. Nazem, and A. Fiske, *Insomnia symptoms, nightmares, and suicidal ideation in a college student sample.* Sleep, 2011. **34**(1): p. 93-8.

78. Otte, C., et al., *Hypothalamic-pituitary-adrenal axis activity and sleep in posttraumatic stress disorder.* Neuropsychopharmacology, 2005. **30**(6): p. 1173-80.

79. Sher, L., *The concept of post-traumatic mood disorder.* Med Hypotheses, 2005. **65**(2): p. 205-10.

80. Sher, L., *The concept of post-traumatic mood disorder and its implications for adolescent suicidal behavior.* Minerva Pediatr, 2008. **60**(6): p. 1393-9.

81.   Neylan, T.C., et al., *Fluvoxamine and sleep disturbances in posttraumatic stress disorder.* J Trauma Stress, 2001. **14**(3): p. 461-7.

82.   Neylan, T.C., et al., *Insomnia severity is associated with a decreased volume of the CA3/dentate gyrus hippocampal subfield.* Biol Psychiatry, 2010. **68**(5): p. 494-6.

83.   Neylan, T.C., et al., *Neuroendocrine regulation of sleep disturbances in PTSD.* Ann N Y Acad Sci, 2006. **1071**: p. 203-15.

84.   Maisuradze, L., et al., *Posttraumatic stress disorder and insomnia development in individuals displaced from Shida Kartli, Georgia.* Georgian Med News, 2010(180): p. 64-9.

85.   Schoenfeld, F.B., J.C. Deviva, and R. Manber, *Treatment of sleep disturbances in posttraumatic stress disorder: a review.* J Rehabil Res Dev, 2012. **49**(5): p. 729-52.

86.   Krakow, B., et al., *A retrospective study on improvements in nightmares and post-traumatic stress disorder following treatment for co-morbid sleep-disordered breathing.* J Psychosom Res, 2000. **49**(5): p. 291-8.

87.   Raskind, M.A., et al., *Reduction of nightmares and other PTSD symptoms in combat veterans by prazosin: a placebo-*

controlled study. Am J Psychiatry, 2003. **160**(2): p. 371-3.

88.   Mellman, T.A., et al., *Sleep disturbance and its relationship to psychiatric morbidity after Hurricane Andrew.* Am J Psychiatry, 1995. **152**(11): p. 1659-63.

89.   Mellman, T.A. and M.M. Hipolito, *Sleep disturbances in the aftermath of trauma and posttraumatic stress disorder.* CNS Spectr, 2006. **11**(8): p. 611-5.

90.   Mellman, T.A., et al., *Heart rate variability during sleep and the early development of posttraumatic stress disorder.* Biol Psychiatry, 2004. **55**(9): p. 953-6.

91.   Mellman, T.A., et al., *Sleep events among veterans with combat-related posttraumatic stress disorder.* Am J Psychiatry, 1995. **152**(1): p. 110-5.

92.   Mellman, T.A., et al., *Nocturnal/daytime urine noradrenergic measures and sleep in combat-related PTSD.* Biol Psychiatry, 1995. **38**(3): p. 174-9.

93.   Nielsen, T. and R. Levin, *Nightmares: a new neurocognitive model.* Sleep Med Rev, 2007. **11**(4): p. 295-310.

94.   McCarley, R.W., *Mechanisms and models of REM sleep control.* Arch Ital Biol, 2004. **142**(4): p. 429-67.

95.   Hobson, J.A., *Arrest of firing of aminergic neurones during REM sleep: implications*

for dream theory. Brain Res Bull, 1999. **50**(5-6): p. 333-4.

96.   Mellman, T.A., et al., *REM sleep and the early development of posttraumatic stress disorder.* Am J Psychiatry, 2002. **159**(10): p. 1696-701.

97.   Dierks, M.R., J.K. Jordan, and A.H. Sheehan, *Prazosin treatment of nightmares related to posttraumatic stress disorder.* Ann Pharmacother, 2007. **41**(6): p. 1013-7.

98.   Husain, S.A., *Trauma, resiliency and recovery in children: lessons from the field.* Psychiatr Danub, 2012. **24 Suppl 3**: p. S277-84.

99.   Hasler, B. and A. Germain, *Correlates and Treatments of Nightmares in Adults.* Sleep Med Clin, 2009. **4**(4): p. 507-517.

100.   Nielsen, T., R.A. Powell, and D. Kuiken, *Nightmare frequency is related to a propensity for mirror behaviors.* Conscious Cogn, 2013. **22**(4): p. 1181-8.

101.   Lapierre, O. and J. Montplaisir, *[Parasomnia].* Encephale, 1992. **18**(4): p. 353-60.

102.   Roberts, J., Lennings, C.J., *Personality, psychopathology and nightmares in young people*
. Personality and Individual Differences 2006. **41**: p. 11.

103. Salin-Pascual, R.J., *[Hypocretins and adenosine in the regulation of sleep].* Rev Neurol, 2004. **39**(4): p. 354-8.

104. Pisko, J., et al., *Nightmares in narcolepsy: underinvestigated symptom?* Sleep Med, 2014. **15**(8): p. 967-72.

105. Lauterbach, E.C., *The neuropsychiatry of Parkinson's disease.* Minerva Med, 2005. **96**(3): p. 155-73.

GLOSARIO

- Amnesia retroactiva. Memoria vinculada a un traumatismo craneal.
- Afasia de Broca. Deterioro de la producción del habla relacionada con una lesión en el área del mismo nombre.
- Afasia de conducción. Trastornos del lenguaje que conserva intacta la comprensión, pero empobrece la repetición del lenguaje hablado. La relación a colección de las vías que conectan la zona receptiva y motora del lenguaje (Wernicke y Broca respectivamente).
- Afasia de Wernicke. Trastornos del lenguaje lo supone habla fluida sin sentido y escasa comprensión de lo que se habla.
- Afasia. Alteración en la comprensión y producción de lenguaje debido a lesiones cerebrales.
- Anomia. Dificultad de vida daño cerebral para recordar el nombre del objeto o de la persona.
- Actividad mental. Representación o transformación interna de la información almacenada.
- Adaptación. Pérdida progresiva de la sensibilidad de un receptor como

consecuencia de su estimulación mantenida.

- Afecto. El estado emocional o sentimiento. Se contrasta con la conducta.
- Agnosia. Incapacidad para reconocer objetos, incluso en el caso de que la persona pueda describirlos en términos de forma y color.
- Agrafia. Incapacidad para escribir.
- Alexia. Incapacidad para leer
- Algoritmo. Procedimiento paso a paso, que requiere un proceso después del otro y garantiza que un ingreso determinado producirá un egreso determinado.
- Ambliopía. Agudeza visual reducida que no se debe al deterioro óptico o de la retina.
- Amígdala. Grupo de núcleos de la parte antero-medial de lóbulo temporal.
- Amnesia anterógrada. Incapacidad para generar nuevas memorias a partir del comienzo del trastorno.
- Amnesia retrógrada. Dificultad en recuperar memoria formada antes de la enfermedad.
- Amnesia. Severo deterioro de la memoria.
- Anorexia. Falta de apetito para la comida.
- Ansiolítico. Sustancias empleadas para combatir la ansiedad, tales como el alcohol, barbitúricos y benzodiacepinas.
- Apraxia. Alteración de la capacidad de comenzar y ejecutar movimientos voluntarios precisos aunque no hay parálisis muscular.

323

- Aprendizaje colaborativo. Cualquier tipo de aprendizaje que ocurre cuando dos o más personas trabajan juntas en un problema o situación.
- Área de Broca. Localizada en la región frontal del hemisferio izquierdo involucra de la producción del lenguaje.
- Área de Wernicke. Región del hemisferio izquierdo implicada en la comprensión del lenguaje.
- Asimilación. Proceso mediante el cual los niños incorpora nuevas experiencias a sus esquemas preexistentes.
- Ataxia. Perturbación en la dirección, extensión y tasa de movimiento muscular, debida a patología del cerebelo
- Atención centrada en una fuente en un solo tiempo.
- Atención ejecutiva. Tipo de atención que actúa sobre los contenidos de la memoria operativa y dirige el procesamiento subsiguiente.
- Atención focalizada. Centrarse en una fuente de de ingreso excluyendo el resto.
- Autismo. Una alteración que afecta la vida de las personas para vincularse. Las personas autistas tienen problemas de comunicación, y para formar esquemas de interacción personal.

B

- Barrera en hematoencefálica. Mecanismo que hace un tipo de selectividad entré los capilares y el espacio intracelular dentro del cerebro. Es un concepto funcional y estructural.
- Bastones. Receptores de la retina sensibles a la luz que son más activos a bajos niveles.
- Benzodiacepinas. Fármacos ansiolítico que se adhieren con alta afinidad a los receptores llamados de igual forma localizados en el receptor GABA-A

C

- Campo receptivo. Es la región pendón y que El estimuló el caos a la respuesta máxima de un receptor sensorial.
- Canal iónico. Especie de poro de proteínas trans-membranales, que atraviesan la membrana celular y que permite el paso de ciertos iones. Puede estar permeable todo el tiempo, un estar cerrado y abrirse dependiendo de las condiciones de voltaje o el que se acoplado a algún ligando.
- Ceguera experimental. Se denomina al fenómeno mediante el cual se nace con un defecto en el cristalino, mientras que de la vía visual está intacta (cataratas congénitas)
- Codificación. Procesos por los que la información o los sucesos que se perciben

se transforman en una representación de memoria.

- Cognición un ojo interpretación y transformación interna de la información almacenada.
- Comprensión. El desarrollo del lenguaje hecho una etapa en la cual el niño entiende y generaliza lo que se le dice.
- Conducta antisocial. Cualquier tipo de conducta que lleve alterar o agredir a otras personas sin repercusión moral en que el ejecuta. También son conocidos como sicopática.
- Congénito. Que se presenta al nacer
- Conocimiento central. Un conjunto información innata particularmente con respecto al propio sujeto y que tiene funciones de sobrevivencia.
- Conocimiento. Ese sentido global en que se utiliza el psicología es información almacenada en la memoria sobre el entorno, que abarca desde lo cotidiano hasta lo formal. Se define también como información sobre el entorno es probable que sea cierta y que crea un sistema de creencias.
- Consecuencias. Ventaja o desventaja en la que finalmente incurre quien toma una decisión.
- Consolidación. Proceso que modifica las representaciones de memoria de modo que se hace más estable a largo tiempo.

- Constructivismo. Posición sostenida por Jean Piaget en la cual los niños van construyendo en base a una representación mental.
- Cuerpo calloso conjunto de axones que conectan los dos hemisferios cerebrales. Forman parte de las llamadas fibras comisurales.

D

- Decisión. Elección de una opción o del desarrollo de la acción a partir de una serie de posibles alternativas.
- Delirio. Un conjunto de creencias y lógicas que no se puedan reducir con las leyes lógicas habituales.
- Demencia senil. Trastorno neurológico de los ancianos que implica deterioro conductual progresivo, incluyendo cambio de personalidad y profundo declive intelectual.
- Depresión mayor. Enfermedad neuropsiquiátrica caracterizada por una baja en el estado de ánimo y una sensación de pérdida, además de otros signos neurovegetativo. La duración debe ser mayor de un mes.
- Desarrollo cognitivo. Es el desarrollo de conductas que están relacionadas a la percepción, atención, pensamiento y situaciones específicas un problema.

- Diencéfalo. Parte posterior del cerebro anterior incluye al tálamo, el hipotálamo, el subtálamo y el epitálamo.
- Dilema moral. Situación en la cual la gente debe de elegir y justificar el curso de acciones mediante un razonamiento con respecto a ciertos temas morales.
- Dislexia. Trastorno de la lectura ha atribuido a deterioro cerebral.

E

- EEG. Electro encefalografía. Registro de la actividad eléctrica de una grupo de neuronas, cuya señal se amplifica. De utilidad clínica y en investigación
- El botón sináptica como. Engrosamiento presináptico del axón terminal.
- Emoción. Episodio relativamente breve de respuesta sincronizada, el cual indica la evaluación de un suceso interno o externo.
- Emociones Tipos. Éstas van desde emociones básicas (tristeza, alegría, enojo) hasta emociones complejas. Hay manifestaciones físicas y mentales de estas.
- Enfermedad de Alzheimer. Tipo de demencia que se presenta con mayor frecuencia después de la quinta a sexta década de la vida.
- Enfermedad de Huntington. Trastorno genético progresivo caracterizado por

movimientos coreicos y cambios profundos en el funcionamiento mental

- Enfermedad de Parkinson. Trastorno neurológico degenerativo que afecta las neuronas dopamina enérgicas de la sustancia negra.

F

- Fenotipo. La apariencia observable medible que caracteriza a cada uno de los individuos.
- Filogenia. El crecimiento evolutivo y desarrollo de cada especie.
- Fonema. La unidad del sonido más pequeña que distinguen a las palabras en una lengua determinada.
- Fórnix. El acto de fibras que va del hipocampo a los cuerpos mamilares.
- Fóvea. Pequeño depresión es de rutinas una densa concentración de conos.

G

- Ganglios basales. Grupo de núcleos del cerebro que se encuentran en la base de los hemisferios cerebrales.
- Genotipo. La composición genética de cada individuo y contrasta con el fenotipo.

H

- Habituación. Es el proceso mediante el cual la respuesta un estímulo gradualmente de baja a lo largo del tiempo.
- Hemisferios cerebrales. Mitad derecha e izquierda del cerebro.
- Herencia. La manera extensa serían las variables que son heredadas por línea directa de los padres y abuelos y que difieren del observado en la población.
- Heurística. Reglas generales y sencillas eficacia y resueltas que pueden aportar respuestas correctas a un problema. Se utilizan para tomar decisiones y hacer juicios.
- Hipocampo. Porción de los hemisferios cerebrales que se encuentran los cada la parte media basal del lóbulo temporal.
- Hipotálamo. Parte del di encéfalo situada por delante del tálamo. Encargada de una serie de funciones viscerales, endocrinas, de regulación del tiempo y de las emociones.

I

- Identidad de género. Es el percatarse de la condición de género la que se pertenece. Es un constructor social que puede ser un no coherente con lo biológico.
- Imitación. Capacidad de comprender el propósito de una acción observada y luego reproducida.

- Inducción basada en categorías. Forma de inducción que se basa en la categoría de los juicios implicados.
- Instinto. La conducta que tiene una raíz genética en su instinto.
- Inteligencia. El coeficiente de inteligencia es una medida que compara la capacidad para resolver una serie de problemas con sujetos de la misma edad. Habitualmente se exploran una serie de conocimientos estereotipados. Se sabe que en existen diferentes formas de inteligencia.
- Intenciones. Planes mentales y de A2 para alcanzar un objetivo mediante la acción.
- Introspección proceso de percepción interna.

L

- Locus Coeruleus. Pequeño núcleo en la base del cuarto ventrículo, a nivel de la médula oblonga, constituido por neuronas no la adrenérgica.

M

- Maduración. Un aspecto del desarrollo que está bajo control genético y sin embargo tiene influencias de los factores ambientales.
- Mecanismos innatos. Un mecanismo o habilidad que no se requiere aprender, algo que se trae desde el nacimiento.

- Memoria a corto plazo. Esta es la que habitualmente dura unos segundos.
- Memoria a largo plazo. Forma de memoria más duradera.
- Memoria episódica. Conductuales de un incidente particular o de un tiempo y lugar particular.
- Memoria semántica. Es un tipo de memoria de larga duración en El cual almacenamos conocimiento, conceptos, algoritmos, definición de palabras y la relación entre ella. La memoria semántica nos permite leer y escribir aspectos complejo.
- Memoria semántica. Es una memoria generalizada que permite articular el lenguaje.
- Miembro fantasma. Experiencia de mensajes sensoriales atribuidos a un miembro amputado.

N

- Narcolepsia. Trastornos que supone episodios de sueño frecuentes e intensos de cinco a 15 minutos en forma de ataques. Hay además pérdida súbita del tono muscular, sin pérdida de conciencia, vinculado a emociones. También se observa la llamada parálisis de sueño y fenómenos de ensoñaciones muy intensa.
- Neocortex. Eso la zona de la corteza cerebral más reciente del punto de vista evolutivo.

- Neuro modulador es. Sustancias que influyen en la actividad neuronal.
- Neurotransmisor. Sustancia fabricada por neuronas confines de comunicarse con otras neuronas cercanas. Estos pueden ser gases, aminoácidos o productos derivados de estos y proteínas.
- Norepinefrina. Neurotransmisor que pertenece a las catecolaminas y que poseen las células del piso del cuarto ventrículo, locus curul y los.
- Núcleo supraquiasmático. Localizado en el hipotálamo anterior es que es el marcapaso del sistema nervioso central.

O

- Olvido: un capacidad de reconocer información codificada previamente.
- Ontogenia. El desarrollo de una persona a nivel individual a lo largo de su vida desde la concepción.

P

- Para cromático. El lado comunicativo del lenguaje, la intención de expresar.
- Paradigma. Un sistema filosófico de ideas que sirven para organizar un conjunto de teorías científicas y asociar las con el método científico.
- Patrón fijo de acción. Estas una conducta compleja programada específicamente

según la especie provocada por estímulos particulares y que se lleva a cabo sin retroalimentación sensorial. Muchas de las conductas de apareamiento pertenecen a este grupo.

- Pensamiento. Proceso de representación mental de la información.
- Potenciación a largo plazo. Incremento estable y duradero de la magnitud de la respuesta de una neurona después de que células a diferentes hayan sido estimuladas con descargas de estímulos. Es una forma elemental de aprendizaje, e intervienen neurotransmisores exitatorios, los receptores a estos AMPA y NMDA.
- Proceso cognitivo. Actividad mental en proceso.
- Procesos afectivos. Un proceso que conduce a un estado emocional en un individuo.
- Prosodia. Es la entonación, el recargarse y federalismo en cada una de las palabras que permiten complementar la sola emisión de las mismas.
- Punto ciego. Lugar en el que los vasos sanguíneos entrando a la retina. Debido a que no hay receptores en esta zona la luz que inciden en ella no puede verse.

R

- Realismo. Una serie de conceptos objetivos que son egocéntrico nos y que permiten la comunicación.
- Receptividad. Estado de preparación mostrado la respuesta femenina que permite el acercamiento del macho.
- Receptor es a neurotransmisores. Estos son proteínas complejas de cinco o siete dominios las membranas de. Que pueden ser estimulados para abrir un canal iónico o estimulados y producir un segundo mensajero. En el primer caso se llaman receptores ionotróficos, en el segundo metabotroficos.
- Receptores sensoriales. Son los elementos iníciales del sistema sensorial. Pueden estar formados por prolongaciones de neuronas o ser ellos mismos células especializadas como ocurre con los conos y bastones.
- Reduccionismo. La queja de que conductas complejas son reducidas para su estudio.
- Reflejo respuesta es simple, altamente estereotipada y no aprendida que se genera mediante el estímulo en particular.
- Ritmos circadianos. Fluctuación a diferentes niveles, bioquímicos fisiológicos. Se considera un periodo de cerca de un día, por lo que se les llama circadianos.

S

- Serotonina. Neurotransmisor localizado en el puente y que tiene un núcleo de indolamina.
- Sintaxis. Relación entre los tipos de palabras en una frase. Esta estructura específica los roles de las entidades denominadas por la palabra por las palabras pero
- Sistema extra piramidal. Sistema motor que incluye los ganglios basales y que estructuras del tronco cerebral.
- Sistema límbico. Grupo de estructuras cerebrales interconectadas y que integra la experiencia y respuesta emocional.
- Sistema piramidal. Sistema motor que incluye neuronas de la corteza cerebral y su axón que forman el abultamiento en la cara anterior del tallo cerebral llamado pirámide.
- Sistema semántico. Un sistema que permite categorizar las palabras en relación a su significado.
- Sistema vestíbulo. Sistema receptor del oído interno que responde a las fuerzas mecánicas como la gravedad y la aceleración.
- Sueño de movimientos oculares rápidos. Esta fase se presenta entre 90 y 120 minutos, después de iniciado el sueño se caracteriza por movimientos oculares rápidos y sincrónico, respiración irregular, baja del tono muscular, activación de la corteza cerebral.

- Sueño de ondas lentas pero de sueño que se presenta con mayor intensidad en la primera parte de la noche. Caracterizado por ondas el electroencefalograma eficaz de gran tamaño y simetría. Se ha propuesto que es la fase de red por en donde se genera energía neuronal.

T

- Tálamo. Grupo de núcleos localizados en cada uno de los hemisferios cerebrales, de forma ovoide, a donde llega toda la información sensorial con excepción de la vía objetiva, antes de llegar a la corteza cerebral.
- Temblor. Movimiento respectivo rítmico causado en su mayoría por alteraciones cerebrales.
- Teoría de la mente. El entender que pensamientos y sin embargo podrá ser detectados por que los observa.
- Transexual. Persona cuyo género de identidad no corresponde al fenotipo o genotipo.

www.ingramcontent.com/pod-product-compliance
Lightning Source LLC
Chambersburg PA
CBHW051852170526
45168CB00001B/73